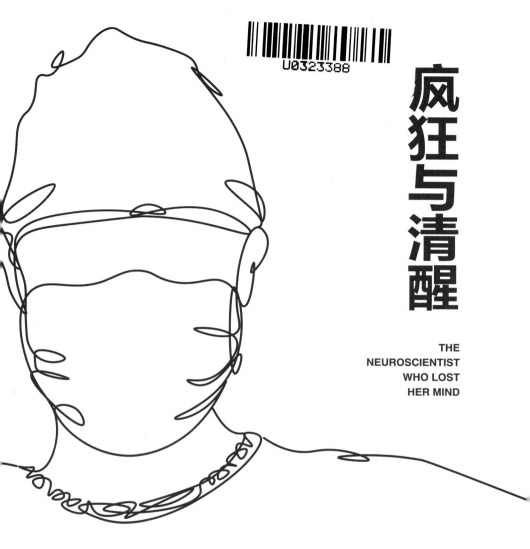

疯狂与清醒

THE
NEUROSCIENTIST
WHO LOST
HER MIND

U0323388

[美] 芭芭拉·利普斯卡　　　伊莱恩·麦卡德尔　＿＿＿＿＿＿　著
Barbara Lipska　　　　　Elaine McArdle

　　　　　　　　　　　　陈亚祥　＿＿＿＿＿＿　译

四川人民出版社

图书在版编目（CIP）数据

疯狂与清醒 / (美) 芭芭拉·利普斯卡, (美) 伊莱
恩·麦卡德尔著；陈亚祥译. -- 成都：四川人民出版
社, 2019.12
　　ISBN 978-7-220-11708-4

　Ⅰ. ①疯… Ⅱ. ①芭… ②伊… ③陈… Ⅲ. ①黑色素
瘤－治疗 Ⅳ. ①R739.5

中国版本图书馆CIP数据核字(2019)第284228号

THE NEUROSCIENTIST WHO LOST HER MIND: My Tale of Madness and Recovery
Copyright © 2018 by Barbara K.Lipska and Elaine McArdle
Simplified Chinese Edition Copyright © 2020 by **Grand China Publishing House**
Published by arrangement with Zachary Shuster Harmsworth LLC,through The Grayhawk Agency
Ltd.
All rights reserved.

No part of this book may be used or reproduced in any form without the written permission of the
original copyrights holder.

　　本书中文简体字版通过 **Grand China Publishing House**（中资出版社）授权四川人民出版社
在中国大陆地区出版并独家发行。未经出版者书面许可，本书的任何部分不得以任何方式抄袭、
节录或翻印。

四川省版权局著作权登记 [图进] 21-2020-53

Fengkuang Yu Qingxing

疯狂与清醒

[美] 芭芭拉·利普斯卡　伊莱恩·麦卡德尔　著

陈亚祥　译

执行策划	黄　河　桂　林
责任编辑	石　云
内文设计	汪勋辽
封面设计	蔡炎斌
责任校对	舒晓利
特约编辑	张　帝　羊桓汶辛
责任印制	许　茜
出版发行	四川人民出版社（成都槐树街2号）
网　　址	http://www.scpph.com
E-mail	sichuanrmcbs@sina.com
新浪微博	@四川人民出版社
发行部业务电话	(028) 86259457　85259453
防盗版举报电话	(028) 86259457
印　　刷	深圳市福圣印刷有限公司
成品尺寸	787mm×1092mm 1/32
印　　张	9
字　　数	200千字
版　　次	2020年4月第1版
印　　次	2020年4月第1次印刷
书　　号	ISBN 978-7-220-11708-4
定　　价	59.80元

献给米雷克，你是我的支柱

献给拯救生命的科学

纪念维托尔德，科学的进步对你来得太迟

内容简介

✚   ⋯⋯⋯⋯

由于脑中的癌细胞不断扩散，著名脑科学家和神经科学家芭芭拉·利普斯卡陷入了疯狂。然而，她最终奇迹般地活了下来，而且记忆完好无损。沿袭《左脑中风 右脑开悟》和《我发疯的那段日子》的精神内核，芭芭拉在这部充满力量的回忆录中讲述了她的这场苦难历程，并令人难忘地讲述了关于大脑与思想的话题。

2015 年 1 月，芭芭拉·利普斯卡——世界顶级的研究精神疾病的神经科学家——被诊断出患有黑色素瘤，而且已经扩散到大脑。数月后，她的前额叶——大脑中负责认知功能的部位开始退化。她陷入了疯狂，表现出痴呆和精神分裂的症状，吓坏了家人和同事。然而神奇的是，就在她的医生不知如何是好时，他们采用的治疗方法开始生效了。这场噩梦持续了 8 周，之后她恢复了正常。但她有一点和其他人不一样：她清楚地记得自己疯狂时的状态。

在《疯狂与清醒》一书中，利普斯卡描述了她经历的非同寻常的磨难，以及其中关于大脑与思想的启示。她阐释了精神疾病、脑损伤和年龄是如何改变了我们的性格、行为、认知和记忆。她讲述了自己亲身体验这些变化的感受，揭示了当我们已经失去很多其他东西时，我们身上的哪些部分会依然存在。

　　芭芭拉·利普斯卡（Barbara Lipska）是美国国家精神卫生研究所人类大脑收集中心的负责人，她在那里研究人类精神疾病和人类大脑发育。她是波兰人，在华沙医学院获得医学博士学位，是国际公认的研究精神分裂症的顶级专家。移民美国前，利普斯卡博士是华沙精神病学和神经病学研究所的研究员。1989 年后她一直供职于美国国家精神卫生研究所，并在同行评议型期刊上发表了超过 150 篇论文。

　　已经当上外祖母的利普斯卡仍热爱马拉松、铁人三项等运动，整日与大脑为伍的她，因为接连罹患乳腺癌和黑色素瘤，病情转化为转移性脑瘤。利普斯卡并没有特别在意自己的病情，然而她的情绪和行为渐渐发生了变化：她开始变得没有同理心，行为举止越来越滑稽，而她却认为有充分的理由可以解释自己的变化，并相信自己的健康并无大碍——如同她研究过的众多大脑病变案例，利普斯卡正逐渐失去与现实世界及家人的连结。

经过多种药物和放射治疗，利普斯卡的病情终于得到了控制，而且她完全记得自己的异常举止。在病中走过一遭也让她理解了病人真正害怕的是活在一个难以理解、难以面对的世界里。而越是回忆起发病时的疯狂，利普斯卡就越怕自己会重蹈覆辙，更无法想象脑部病变究竟会给病患家属带来多沉重的心理负担。

她在《纽约时报》发表的病后记引起了各界的反响，从影视圈、出版界到普通读者，更有许多精神科和脑神经科医师写信给她分享自己的心路历程。《疯狂与清醒》一书将探讨精神疾病的定义、前额叶与精神疾病的关联，以及精神疾病患者和普通人之间尴尬而逃避的关系。该书也将分享各种常见记忆问题的成因和可能的减轻方法，包括压力造成的失忆、脑肿瘤等脑部病变，以及作者的患病经历给自己和家人带来的身心影响。

伊莱恩·麦卡德尔 (Elaine McArdle) 是一位获奖记者，曾为《波士顿环球报》和许多其他出版物撰稿。

医脉通推荐的"10 部火遍全球的医疗好书"之一

《出版人周刊》（ *Publishers Weekly* ）"2018 **年春季预告：回忆录 &**
传记类"TOP10

《出版人周刊》（ *Publishers Weekly* ）

　　一部快节奏的回忆录……令人振奋。

《科克斯书评》（ *Kirkus Reviews* ）

　　一个痛苦而又坦诚的幸存者的旅程。

《科学杂志》（ *Science Magazine* ）

　　利普斯卡以科学家、病人和普通人的多重身份和角度探讨了精神疾病的生理基础，以及提升自我认同的重要性……利普斯卡以散文的叙述手法讲述了自己的经历……她的故事证明，丰富的个人叙述能够为神经科学的实证研究提供价值。

《喧嚣时尚》(*Bustle*)"2018 年必读的 10 本关于精神疾病的新书"

当你的大脑陷入疯狂的深渊，然后又被拉了回来，这是一种什么样的感受？通过敏锐的洞察力和令人吃惊的细节，著名的神经科学家和精神疾病专家芭芭拉·利普斯卡在这本新出的回忆录中描述了自己短暂的痛苦。这段噩梦般的经历只持续了 8 周，但这段时间所发生的一切颠覆了她之前对精神疾病、自己以及他人的认知。

《旗帜周刊》(*Weekly Standard*)

本书是芭芭拉·利普斯卡的故事，她在 63 岁时患上了一种脑癌，虽然痛苦，但最终得到了救赎。本书由她与伊莱恩·麦卡德尔合作完成，是她要活着讲述的故事……如果说本书是关于"失去理智后又重新恢复理智的真实感受"，那么它同时也讲述了癌症治疗的一个新领域，以及正在开启的令人眩晕的康复之路……充满了科学的洞察力……在思考"幸存者"这个词时，利普斯卡发现字典里对"幸存者"这个词的定义引起了自己的共鸣：坚持不懈，"能够正常行事和有用"的人。她的身心受到重创，她怀疑自己是否达到了这个标准。如果这本回忆录有什么指导意义的话，那就是她完全达到了这个标准。

《书单》（*Booklist*）

作为美国国家精神卫生研究所的一位负责人，利普斯卡专注于研究精神分裂症对大脑的影响，对精神疾病也有所了解。但当她表现出这种疾病的症状，并带着惊人的洞见从生死边缘回来后，她知道了更多……她的故事传达了对大脑的深刻理解，以及疾病、损伤和年龄是如何改变我们自身的。

Shelf Awareness 网站 星级评论

一部情节紧张的回忆录……尽管利普斯卡的康复非同寻常，但她遭受的痛苦及其对家人的影响，对任何遭受过毁灭性疾病的影响的人来说都是熟悉的。她的经历为那些无法控制自己行为的人提供了同情和理解。利普斯卡是一位幸存者，读者也将在读完本书后变得更加明智。

《书页》（*BookPage*）

利普斯卡讲述她的苦难经历时，既坦诚又有清醒的信念。她与死亡的擦肩而过改变了她的身体、精神和情感，并使她意识到，行尸走肉般的生活比死亡更可怕。

《多伦多环球邮报》(*Toronto Globe & Mail*)

芭芭拉·利普斯卡是位于弗吉尼亚州的国家精神卫生研究所人类大脑收集中心的负责人。2015 年中的两个月里，她发现自己踏上了人生中最奇怪的旅程。她被诊断出患有 4 级黑色素瘤，并且已经转移到了她的大脑，这使她表现出一种类似痴呆和精神分裂症的症状。值得注意的是，她接受的免疫疗法非常成功；同样值得注意的是，她在这本不同寻常的回忆录中再现了自己那段精神疾病和认知受创的时期。

丽莎·吉诺娃 (Lisa Genova)，《纽约时报》(*New York Times*) 畅销书《依然爱丽丝》(*Still Alice*) 和《每一个音符》(*Every Note Played*) 的作者

如同奥利弗·萨克斯遇见了《当呼吸化为空气》……芭芭拉·利普斯卡的非凡故事揭示了我们脆弱又坚韧的大脑的许多奥秘。

阿曼达·雷普利 (Amanda Ripley)，《纽约时报》畅销书《世界上最聪明的孩子》(*The Smartest Kids in the World*) 和《不可思议的事情》(*The Unthinkable*) 的作者

本书是一次对人类大脑奥秘的引人入胜的调查，由一位像她的故事一样坚韧不拔的科学家带领。

法兰克·佛杜锡克（Frank Vertosick），《神经外科的黑色喜剧》（*When the Air Hits Your Brain*）的作者

这本精彩的回忆录出自一位备受尊敬的神经科学家之手，她是唯一有资格描述自己与大脑恶性黑色素瘤抗争的人。芭芭拉·利普斯卡显然相信那些可以通过医学科学实现的奇迹，她也拥有钢铁般的求生决心。这两种品质都支撑着这个关于失去理智后又恢复理智的非凡故事。

托马斯·因泽尔（Thomas Insel），Mindstrong Health 公司总裁和联合创始人，美国国家精神卫生研究所（National Institute of Mental Health）前负责人

一部非同寻常的回忆录，芭芭拉·利普斯卡的故事鼓舞人心也让人心痛，最重要的是，它歌颂了人类精神的强大，只有同时具备科学家的洞察力和发自灵魂深处的真正的爱，才能表达得如此浑然天成。

我从第一页起就被这本书吸引住了，直到读完最后一页才肯把它放下。

莎拉-杰恩·布莱克莫尔（Sarah-Jayne Blakemore），伦敦大学学院（University College London）认知神经科学教授

在这本引人入胜的书中，一位神经科学家描述了她因多发性脑瘤而遭受的可怕症状。通过作者对亲身经历的精神疾病的描述，我们了解到大脑是如何产生奇怪而令人困惑的症状的。本书引人入胜，充满力量，读来令人爱不释手。

目 录

第 11 章　又活了一天

THE
NEUROSCIENTIST
WHO LOST
HER MIND

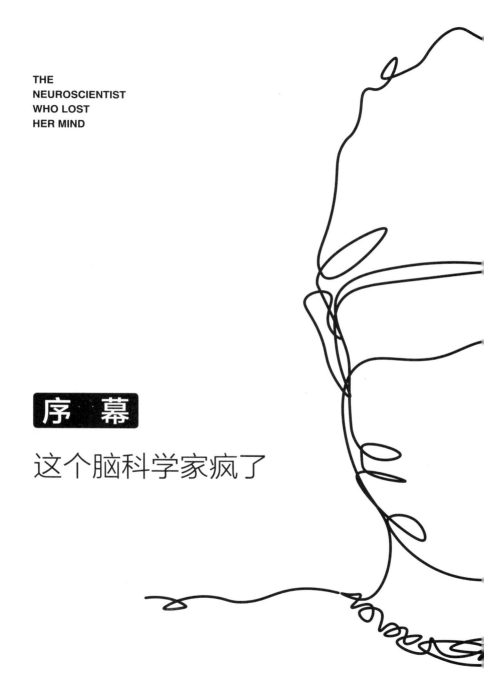

序　幕

这个脑科学家疯了

塑料袋罩头，染发剂流一身，去跑步喽……

我一直跑，一直跑，跑个不停。我已经跑了几个小时。我想回家，却不知道家在哪，尽管已经在附近住了 20 年。我只能一直跑下去。

在弗吉尼亚郊区绿树成荫的街道上，我穿着一身常穿的衣服——背心和运动短裤快速跑动着。我加快步伐，开始出汗了；我越跑越快，心脏怦怦跳动，呼吸却平稳如常。我经过一幢幢大房子，这些房子配有双车车库，自行车停在车道上。

这是 2015 年春日将尽的时候，也是一个特别炎热潮湿的夏天即将开始的时候。修剪整齐的草坪上绿草如茵。粉色、白色的牡丹争奇斗艳，在我身旁，杜鹃花色彩绚丽，竞相开放。

过去 20 年里，我在这条路上慢跑过几百次。街角的每一株枫树、每一片山茶花丛、年轻司机急转弯时造成的每一处路边凹坑，对我来说应该都不陌生。它们应该像我生活中熟悉的东西一样，成为跑步时的路标。但今天，我似乎从未见过它们。

25年前，丈夫和我把家搬到了这里，那时我们离开波兰仅仅两年。对于我们来说，住在这片普通的美国郊区像是美梦成真：它包含了太多我们梦寐以求的东西！搬进新家后，我们很快适应了美国中产阶级的生活方式，经常吃中餐外卖和桶装冰激凌，这是东欧所没有的奢侈享受。

一天，我看到照片中的自己：手臂圆滚滚的、大腿瘫在椅子上。我感到震惊，决定改变自己的生活方式。我需要多锻炼，于是开始跑步。这在我的生活中是一次不小的转变，我决定尽快参加一场比赛。

刚开始时，我连一个街区都跑不完。一年内，我已经能跑3英里①了。两年后，我第一次报名参加了比赛，那是一项6英里的比赛，最终我在同年龄组名列前茅。自那以后，我们全家都成了出色的业余运动员。跑步、骑自行车、游泳，为了参加一项又一项比赛，我们始终坚持训练。

就这样，每天早晨我都会跑步。

我是个规律性很强的人，每天总是先从浴室架子上取下

---

① 1英里 ≈1.6千米，下同。——译者注（以下如无特别说明，文中注释均为译者注。）

德国造的义乳。2009 年，在与乳腺癌进行抗争后，我接受了乳房切除手术，从那以后就戴上了义乳。它采用高科技塑料制成，是肉色的，摸起来就像真的乳房，与我右边的乳房一样大，上面甚至还有一个小乳头。

这款义乳专为运动员打造，质地轻盈，底端有特殊黏着剂，便于固定在身体上。每天晨跑前，我都会把它拍到左胸光滑平坦的皮肤上，然后穿上衣服和运动鞋出发。但今天早上，就在今天早上，事情开始有所不同了。

我像往常一样倒了一杯水，然后走进浴室，瞥了一眼镜子中的自己。

我的发根太显眼了，我想，我需要染发。[1]

现在就染！

我把染发剂在一个小塑料杯中混合均匀。这种海娜花染发剂是在全食超市（Whole Foods）[2]购买的，可以让我的头发呈现一种我喜欢的有趣紫色。我把染发剂挤到头皮上，再涂抹到整个头部，然后用一个塑料袋罩住脑袋，在一侧打一个结，把它固定住。

我必须快点，现在必须赶快去外面，开始跑步！

我抓起衬衫和短裤，返回浴室。

①原书中此处文字为斜体，表现作者的内心活动，中译本中以楷体形式呈现，下同。
②美国最大的天然食品零售商。

我看着架子上的义乳。

不，太麻烦了。它会把我压垮的，我才不会把宝贵的时间浪费在这种蠢东西上。

我快速地把紧身衬衫从头上的塑料袋上套过去。没有义乳，我的身体明显不平衡了，但我毫不介意。

我现在就要出发！

当我冲出家门，走到街上时，紫红色的染发剂渗到了我的脸和脖子上。

现在，当我在早晨的热浪中奔跑时，染发剂洒满了衬衫，把不对称的前胸也染得色彩斑斓。

街道空旷，周围的人们依然沉浸在睡意里，和我擦肩而过的那几个人对我奇怪的样子感到吃惊，但是我没有注意到。我继续跑着，沉浸在自己的内心世界里。

一小时后，我开始有点累了，因此准备回家；但附近的环境看起来变得很奇怪。我突然不认识这些街道，也不认识这些房子。

我不知道自己在哪儿，只能继续跑下去。

我竟然在这么熟悉的地方迷路了，真是荒谬，可我自己却没意识到。我不知道要去往何处，只能一直跑下去。又过了一个多小时，我仍然在跑着，身上凌乱不堪、沾满染发剂。我脑中一片空白，但没觉得有什么不对。我只是不停地跑着，思绪飘向辽阔的天空。

　　不管怎样，我最后还是回到了两层楼的家。我打开门，站在冰冷、黑暗的过道里。我疲惫不堪、汗流浃背，脱掉了被汗水浸透的运动鞋和袜子。

　　上楼时，我瞥了一眼镜子中的自己。头发浸在汗水和染发剂的混合物中，套在头上的塑料袋像一个奇怪的泳帽。一缕缕顺着脖子和上臂流下来的紫色染料早已变干发黑，沾满了整件衬衫，使我左侧胸部的凹陷更为明显。我的脸因过度运动变成深红色。

　　我没觉得有什么异常，从镜子旁走过继续上楼。

　　我的丈夫米雷克（Mirek）正坐在家庭办公室的电脑前，背对着门。他听到我进屋了，就说："你出去好久了，跑得开心吗？"

　　然后，他微笑着转过身，但笑容立刻就凝固了。

　　"发生了什么？"他惊叫道。

　　"你说什么？"我说，"我是跑了很久。"

　　"有人看到你这副样子吗？"他似乎在颤抖。

　　"我为什么要在乎有没有人看到我？你在说什么呀？"

　　"快把它洗掉，"他说，"求你了。"

　　"冷静下来，米雷克！你在大惊小怪什么？"但我还是走进浴室按他说的做了。

他怎么了？为什么他的举动这么奇怪？

淋浴后，我浑身干净、一身放松。但是有些事让我不得安宁。

我的爱人一副惊慌的样子，为什么呢？

米雷克的表现应该是个警示信号，说明出现了一些严重的问题。但过了一会，这种不安的想法就顺着我凌乱的思绪飞散，消失不见了。

我看见疯癫大脑中的神秘风景

我是一名神经科学家。在我的整个职业生涯里，我一直在研究精神疾病。起初是在我的祖国波兰从事研究。1989年以后，我在美国国家精神卫生研究所（National Institute of Mental Health，以下简称 NIMH）工作，该研究所是位于马里兰州（Maryland）贝塞斯达（Bethesda）的国立卫生研究院（National Institutes of Health，以下简称 NIH）的分支机构。我的专业是研究精神分裂症（Schizophrenia），这是一种毁灭性的疾病，患者常常无法分清现实与虚幻。

2015年6月，我自己的大脑毫无征兆地出现了怪异而可怕的变化。因为脑中的转移性黑色素瘤，我开始陷入持续约两个月的精神疾病中，但当时却对这种奇怪的混乱状态浑

7

然不觉。靠着种种运气、开创性的科学进步以及家人的警觉和支持，我最终从黑暗的深渊里爬了出来。

我这种情况极为罕见：经历了可怕的脑瘤和精神疾病的折磨后，最终逃过一劫并能亲自讲述自己的经历。在专门研究大脑和神经系统的精神科医生和神经学家看来，成功治愈患有如此严重的脑功能障碍的患者，并且患者能从精神损害的灰暗世界中归来，这种情况实在异乎寻常。大多数像我这样有很多脑部肿瘤并且受损严重的人恢复得并不好。

虽然这次经历很可怕，但作为一名神经学家，我将其视为无价之宝。我研究大脑数十年，对精神疾病也进行过研究，但这次疯狂的经历让我亲身体验到一个人失去理智然后再找回它的真实感受。

每年，全世界约 1/5 的成年人会遭受一种精神疾病的折磨，从抑郁到焦虑症，从精神分裂到躁郁症。在美国，每年有 4400 万成年人遭受精神疾病折磨，而这一数字并不包括药物滥用障碍人群。在欧洲，任意一年都有 27% 的成年人会经历一种严重的精神障碍。

精神疾病通常始于青年时期并将持续一生，给患者及其所爱的人带来巨大痛苦。大量无家可归和被监禁的人遭受精神疾病的折磨，而这造成的社会后果不止于此。精神疾病让全球经济每年遭受 1 万亿美元的损失，美国为 1932 亿美元，那些本应创造价值的人因其精神疾病而无法工作。精神疾病不仅致残，而且致命。全球每年约80万人自杀，单美国就有41000人，而其中90%的人患有精神疾病。

美国用于治疗精神障碍的费用远高于其他医疗支出，2013年的费用高达2010亿美元（美国同年在心脏疾病方面的支出为1470亿美元，以较大差距排名第二）。尽管投入大量资源，专业科学家和医师们也付出了大量努力，精神疾病仍然难以捉摸，其成因仍然未知，治愈方法也未被发现。

尽管大量的精神疾病研究几乎每天都会有新的发现，我们科学家仍然不理解精神疾病患者的脑中究竟发生了什么。我们仍未真正了解哪些大脑区域和大脑连接出现了异常或未得到开发，或者大脑为何会出问题。是因为一些遗传预先倾向性①使某些人注定遭受精神疾病，还是他们经历的一些事情使大脑受损、神经连接错乱，进而改变了神经功能？

目前，数据表明精神疾病是由遗传和环境共同造成的，后者包括药物使用及滥用等多种因素，这些因素彼此之间以及与基因之间发生复杂的相互作用。但想要查明精神疾病的生物学和化学过程仍然极为困难，部分原因在于这些疾病是通过观察行为进行诊断的，而非通过更精确的测试。与癌症和心脏病不同，精神疾病没有客观衡量标准告诉我们哪些人

---

①先天决定的某些行为的易发性。

患病，哪些人健康，没有可以在成像扫描中看到或通过实验确定的生物学标志。总体来看，精神疾病患者群体的脑结构或功能可能会表现出差异，但对单个病人则无法使用常规测量方法，如验血、计算机断层成像（CT）扫描或磁共振成像（MRI）诊断其是否患有精神疾病。

精神疾病的症状不仅因人而异，而且单个人的症状也会随时间发生变化，从而使诊断精神疾病变得更为困难。例如，并非所有精神分裂症患者都会痛苦尖叫，有些患者会自我封闭，停止与人交往。同样，痴呆症患者可能一会儿细心专注，一会儿又变得冷漠孤僻。更为棘手的是，某些精神疾病的症状可能是正常人格特质的放大，很难将此类行为视为病态。对于生性直爽的人，伴随着痴呆症的判断力缺乏最初可能会被视为典型的直爽表现。类似地，当性格内向的人变得更加不爱交往时，其他人可能不会意识到他们正在表现出阿尔茨海默病的症状。

研究人员越来越清晰地认识到，特定的精神障碍并不属于定义明确的疾病类别，并非都有明确的症状和生物学标志。更有甚者，相同的症状也可能并非由同一种疾病造成，因此表现出相同古怪行为的两个人可能患有完全不同的疾病。也许不同精神障碍在症状、生物学机制或成因方面也存在重叠。一些基因和临床分析发现多种诊断之间存在相似性，这表明精神疾病具有共同的神经基础，现代科学正在探索这种可能性。

今天，科学家确信精神疾病患者发生异常的主要区域是位于大脑前端的高度进化的前额叶皮层及其与大脑其他部分的连接网络。但这些异常是什么，大脑在各种精神疾病中出现病变的方式仍是未解之谜。

如果一个人行为的改变是由脑瘤引起的，就像我这样，那么在神经因素和行为之间建立因果关系似乎很容易。神经学家总是试图将每个问题都定位到大脑的某个特定位置，有时候这或多或少可以做到。

但转移性脑瘤，不论是由黑色素瘤、乳腺癌还是肺癌引起的，通常会同时涉及大脑的多个部位。如果是像我这样，脑中有两个或更多肿瘤，想要弄清哪部分大脑影响哪种行为就会变得尤其困难。此外，如果因为肿瘤和治疗造成大范围肿胀，那么整个大脑都会造成行为的改变。

尽管无法确知大脑中发生了什么或它究竟从何处开始，我的旅程仍给了我一个宝贵的机会，让我得以探索大脑的神秘风景。我也因此得以更好地理解这种惊人的复杂的结构和它不可思议的产物：人类的思想。

和所有遭受精神障碍的人一样，在疯癫期间我经历了自己独有的一系列症状。但在我短暂的精神崩溃期间，我身上也表现出了《精神疾病诊断与统计手册》第 5 版（*Diagnostic*

and Statistical Manual of Mental Disorders, Fifth Edition. 简称
DSM-5）中所述的诸多症状，这本书是临床医生和研究人员
用于区分各类精神疾病的官方指南。因此，我的经历与各种
精神疾病患者（从阿尔茨海默病到其他痴呆症，从躁郁症到
精神分裂症）的经历有着惊人的相似性。确认这些相似之处，
使用它们以更好地理解我的经历和精神疾病的病因是我写作
本书的一个主要目标。

我对生活在一个毫无意义的世界有了更深的理解，那令
人困惑而陌生。我了解那种困惑不解的感觉：你不再相信任
何人，甚至连最亲近的人也不再相信，因为你确信他们在合
谋伤害你。我知道丧失洞察、判断和空间识别能力的那种感
觉，也深知失去阅读能力等对沟通至关重要的能力的那种感
受。最可怕的是，我还知道人们可能对这些缺陷浑然不觉。
只有当我的神志恢复正常后，我才知道我的世界曾经是多么
的扭曲。

在我脱离了那个黑暗的世界，神志恢复正常后，作为一
名神经学家，我想探究自己的大脑究竟出了什么差错。我了
解到，自己的额叶和顶叶出现了问题，那是负责人们大部分
行为的区域。这有助于解释我的行为方式为何会类似于精神
疾病患者：我为何会在熟悉的地方迷路、忘记刚刚发生的事
情，变得易怒、不近人情、不再体贴家人；我为何变得对细

节斤斤计较，比如早餐吃了什么，却对我即将死去这一事实视而不见。最令人惊讶的是，我为何没有注意到自己的这些变化。甚至在我的神志恶化时，我也没有意识到自己正在滑入精神疾病的深渊。

除了对精神分裂症和痴呆症等精神疾病提供洞见外，我的经历还加深了我对其他脑部失能的理解，包括随年龄增长出现的精神衰退。许多人可能都有一天会面对自己、伴侣或父母身上出现这种我所经历过的、令人不知所措的变化，例如丧失记忆、不受抑制的不当行为、性情改变，以及自己无法发现这些问题。额叶皮层是受我的肿瘤和治疗引发的肿胀影响最严重的部分，也是我们进入老年后开始退化的区域（海马①是另一处退化区域）。我的故事中令人感到讽刺的一点是，如果我活得足够长，进入老年后，很可能会再次经历许多相同的精神变化。

在丧失理智又重获理智的过程中，我开始与那些亲身经历精神疾病的患者接触。这种与其他患者的联系激励我分享自己的故事。尽管人们对精神疾病给予了比以往更多的关注，但社会对它仍存在偏见。虽然精神障碍本质上属于生理疾病，属于脑部疾病，就像冠心病是心脏部位的疾病一样，但人们对待精神疾病的态度好像这些患者都是罪有应得，好像他们

---

① 海马（Hippocampus），人类等脊椎动物大脑内一个形似海洋生物海马的结构。

做错了什么。他们的家人也常常遭到指责。我希望我的经历至少能帮助人们认识到，精神疾病和癌症一样，不是患者的过错，而对精神疾病最好的回应是同情以及努力找到治愈的方法。

在丧失理智又重获理智后，我自认为对别人的情绪和困难更能感同身受，作为一位母亲、妻子、朋友和科学家，我更加善解人意。尽管我一直对精神疾病患者充满同情，自从亲自经历疯狂后，这种同情变得更加深刻。我更加自觉地生活，懂得能够和家人重聚、能够继续工作是多么幸运。

本书描写了精神疾病内在的状况，也是我作为一名科学家和一个人的成长记录。这是一段不可思议的历程，一段我从未想过能够返回的远征。这是一段我从未想过可以亲自讲述的故事，讲述我如何从一名研究精神疾病的科学家变成了一个精神疾病患者，以及如何不可思议地恢复了正常。

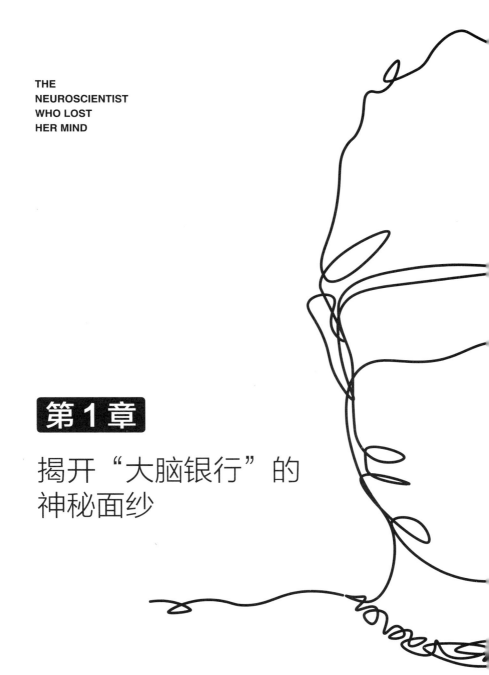

THE
NEUROSCIENTIST
WHO LOST
HER MIND

第1章

揭开"大脑银行"的
神秘面纱

新鲜带血的大脑样品

我身处在上千个大脑的环绕中，上千个患有精神疾病的大脑。

作为美国国家精神卫生研究所人类大脑收集中心的负责人，我的工作与大脑为伴。这些形形色色的大脑因各种原因无法正常工作。有些大脑使人出现幻觉、听见神秘的声音、受到狂乱的情绪波动的折磨或者陷入深深的抑郁。过去30年来，我们对这些大脑进行收集、编目，并将它们存放到这里。

这些大脑中，约有1/3来自自杀者。对很多深受精神疾病折磨的人来说，自杀这种极端而令人心碎的行为是他们最后的选择。我和我的同事每天都在面对这一严酷的现实。

每份大脑样品送到我们这里时都是新鲜带血的，装在透明的塑料袋里，闪闪发亮，塑料袋小心地放在装着冰的保温箱里。它看起来像一团红肉,看不出与真正的人性有什么关联。但是仅仅在一天前,它还在指挥着一个人的一举一动、一言一行。

要想理解、治疗并在未来某一天彻底治愈精神疾病,研究人员需要研究大量的大脑。负责进行这些研究的正是美国国家精神卫生研究所(引领美国精神卫生研究的联邦机构)这类研究机构。在大脑银行①,我们收集这些神奇的器官,将其切成可用于实验的组织样本,并与全世界的科学家共享。

但是收集大脑并非易事。收集患有精神分裂症、躁郁症、重度抑郁症、焦虑症或对各种成瘾物质(可卡因、阿片类药物、酒精甚至大麻)上瘾的人的大脑尤其困难。

此外,如果患有精神疾病的人死于严重疾病、在医院死亡时正在使用呼吸机或在死前使用过大量的药物,那么我们就不能使用这些人的大脑。我们的研究试图搞清楚是什么导致了精神疾病,这个问题本来就已经扑朔迷离了,如果实验大脑来自患有其他疾病或医疗问题的人,那么问题将会变得更加复杂。

要想搞清楚人患上精神疾病的原因,我们还需要没有患精神疾病的人的大脑(用作实验研究的对照),这样就可以

①即上文中的"人类大脑收集中心"。

对这两类大脑进行研究和比较。简言之，我们既需要精神错乱的人的大脑，也需要健康人的大脑，但这两类大脑必须都是干净完好的。

我们获得的大部分大脑都来自附近的法医办公室的停尸间，那里存放的通常是死因可疑或者死因不明的人的尸体。因此，除了获取自杀者的大脑外，我们无意间还是凶杀案和原因不明的死亡的受益者。

每天早晨，我们大脑银行的技术人员都会首先致电当地的法医办公室，询问当天是否有可以向我们提供的大脑。

我们争分夺秒。如果一个人死亡超过 3 天，那么他的大脑就不能用了。我们需要的是脑组织开始分解之前的大脑，那时大脑中的蛋白质以及核糖核酸（RNA）和脱氧核糖核酸（DNA）等其他分子还没有开始分解。一旦这些物质开始分解，这些脑就无法用于研究了。

停尸间的工作人员会告诉技术人员过去 24 小时中送去的尸体，并分享他们已掌握的信息。通常，这些信息并不多，只是一些最基本的事实：这是一个海洛因使用过量的年轻人，这是一个心脏病发作的中年妇女，这是一个上吊的少年。这些可能就是我们所能获取到的全部信息。

技术人员整理好可供选择的尸体名单后会来到我这里，与我一起进行筛选。我们想要这个毒品使用过量的人，还是这个老人(他的妻子告诉尸检人员他是个酒鬼)?这里有个死于车祸的男性,没有迹象表明他患有精神疾病,因此研究人员可以将他的大脑用作研究中的对照,但是他的大脑可能已经在车祸中出现了损伤,我们还需要他吗?

如果某个大脑可能适合我们,我通常会给出肯定的答复。满足我们要求的大脑非常少,因此异常宝贵,我们总是不够用。

在确定候选大脑后,我们的技术人员会立即联系死者的直系亲属,提出一个痛苦的请求:能否考虑把您所爱之人的大脑捐献给医疗研究?

这看似是个简单的问题。然而几小时前,这些人还活着。现在他们已经与家人永别了,我们却要求他们的父母、配偶或孩子把震惊和悲痛搁置一旁,把所爱之人最私人的东西,把人之所以为人的部分捐赠给我们。毫不奇怪,最终只有约1/3的人同意捐赠我们所寻求的大脑。

当一个大脑到达我们的大脑银行时,我们会先用数字对其进行编号,以便保护当事人及其家人的隐私,然后开始认真工作。现在,我们可以将样品切开,研究其内部的工作机制,以便更好地理解精神疾病。

我的工作就涉及这些大脑,它们被切成组织块,并被冰冻保存起来,它们承载着乐观与希望:有一天它们将揭示大脑的秘密。

左手扶住大脑，假装在切面包或牛排

研究大脑是一项血淋淋的工作。我与大脑打交道超过30年，刚开始时是研究大鼠的脑。大鼠的脑有核桃般大小，质地光滑，结构相对简单。这些脑没有人脑的褶皱和裂缝（被称作沟回）。

与大鼠的脑相比，人脑更大、更精密，而且要复杂得多。人脑是进化到极致的产物。所有的褶皱、沟回、高低起伏，都有助于在头骨相对有限的空间内容纳更多的存储区域，并使脑能够行使更多的功能。意识就是这种神奇而复杂的组织的产物。不幸的是，意识也会带来痛苦——精神疾病。

在探寻精神疾病患者的大脑中发生了什么时，我们会深入研究大脑的组织、细胞和分子。每年层出不穷的新技术使这一过程更加便利。例如，为了尝试解开精神分裂症的秘密，我会研究用放射性染料或荧光染料染色的脑切片，并评估细胞中各种分子、蛋白质、RNA 和 DNA 的类型。为了读取基因密码，我会使用现代的测序仪来分析大脑细胞中精微的分子组成。

作为一名神经科学家和分子生物学家，我是大脑研究方面的专家，但我并不是临床医生。在成为大脑银行的领导之前，我从未处理过完整的人体，甚至没处理过任何可以通过肉眼识别的人体部分。我在远离停尸房和医院的安静的实验室里工作，当样品被送到我这里时，已经完全看不出是大脑了。冰冻的脑组织要么已经被匀浆了，看起来就像是在小试管液体中悬浮的粉色颗粒，要么已经被切成了薄薄的切片，保存在略带臭味的化学试剂中。送来的样品几乎可以是任何形式的，可能来自任何一种动物。

与研究对象保持既密切又疏远的关系，并不会困扰到我，毕竟科学研究本就如此。每一个科学家都在为解开一个巨大的谜题而努力，每个人都在一个小小的分支领域里默默耕耘，期盼有一天可以通过大家的共同努力来解开这个谜题，而自己的微薄之力能为解开这个谜题贡献些许力量。

从事这份工作前，我甚至没有碰过完整的人脑。我去过几次停尸房，见过被剖开并摘除了器官的尸体，但从未见过从头骨中取出的大脑。我从未用手托起过完整的人脑，更没有亲手切开过。

2013 年，大脑银行的前辈玛丽·赫尔曼·鲁宾斯坦（Mary Herman Rubinstein，被称作赫尔曼博士）在培训我时，敦促我说："你必须亲自操作，等下一个大脑送到时，我们一起把它切成组织块并冰冻起来。"

我们真的这么做了。那年 9 月的一天，树叶开始泛红变黄，天气晴朗、温暖舒适，我们站在实验室前，等待第一个将由我处理的大脑被送过来。我们全副武装，穿戴着防护用具：两耳间戴着手术口罩，脸上罩着塑料防护罩，包发帽紧紧地包到前额，好几层乳胶手套从手掌一直覆盖至肘部，白色的实验服外面还套了一层防止血液溅到身上的塑料围裙，脚上穿着塑料短靴。

　　一名技术人员提进来一个白色的大冷藏箱，就是那种在野外足球派对上用来装啤酒和牛排的箱子。我知道这个冷藏箱里装着一个保存在大量冰中的人脑。

　　大脑的冷藏极为关键，因为这有助于延缓组织分解的过程。在我们的实验中，脑细胞中的 RNA 一定不能降解，因为它们对研究基因的表达情况异常关键。在被从人体中取出后，大脑需要立即被放置在冰上，避免 RNA 降解。但若想长期保存，我们必须以极低的温度对脑组织进行急冻。将大脑保存在极低温度下可以使 RNA 在数十年的时间内都不降解。

　　赫尔曼博士打开冷藏箱的盖子，小心地取出一个结霜的透明塑料袋。她缓慢地取出脑，将它放在我摊开的手掌上。这个脑沉重、冰冷、湿漉漉的，它稳稳地躺在我的手上，像一块肉一样在滴着血。人脑的平均重量为 1300 克，也就是大约 3 磅①重。我后来见过重达 1800 克的人脑，约 4 磅重。虽然人脑看起来像坚实的果冻，但实际上它非常脆弱。如果

①1 磅 ≈ 453.6 克，下同。

我不多加小心，可能会伤到它。

人脑有着宇宙中最复杂的结构，因此你可能以为它看起来会更为复杂，但其实它看起来毫不起眼。当我第一次在停尸房看到尸体时，看着那些血肉、骨骼、皮肤，我一度担心自己会晕过去。但现在，我手中的这个大脑却不那么可怕。从身体中取出后，它看起来几乎不再具有人性了。

大脑外观上的平淡无奇与其内在的复杂性间的巨大对比，让人惊诧莫名。一个人的一切都包含在我手中的这个器官里，想想真是神奇而又不可思议。

毫无疑问，不到一天前，这个大脑还掌控着它的主人。但是除了这一点之外，我对手中的大脑还了解些什么呢？它来自一个男人还是一个女人？这个人患有精神疾病吗？他是自杀而死的吗？考虑到我们获取这个大脑的地点，自杀的可能性很大。但这个大脑也完全有可能来自一位死于肺炎的老人或者因胸部中枪而死的青年。他可能患有精神分裂症或抑郁症，也可能没有精神疾病。只用肉眼观察无法得出结论。大脑不会轻易透露自己的秘密。

一个完整大脑的形状有点像足球，并且被中间的一个深沟分成了左右两个半球。每个半球有 4 个脑叶：额叶（Frontal Lobe）、颞叶（Temporal Lobe）、顶叶（Parietal Lobe）和枕叶（Occipital Lobe）。

手中托着这个大脑，我凝视着脑叶中最大的额叶。大脑皮层(大脑的外层)的这个区域决定着人类大部分的意识活动，从对世界的感知到最私密的念头和想象。这个区域是脑中最令我着迷的部分，也是相当一部分神经科学家专攻的领域。

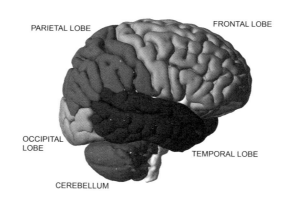

FRONTAL LOBE	额叶
PARIETAL LOBE	顶叶
OCCIPITAL LOBE	枕叶
TEMPORAL LOBE	颞叶
CEREBELLUM	小脑

图 1-1　人脑的主要区域

额叶，左右各一，自眼睛正上方的前额底部向后延伸到头骨顶部。与其他脑叶类似，它包裹着人脑深处更为原始的部分。

　　我的目光停留在额叶皮层上，那里位于额叶的前顶部，大概在发际线的位置。额叶皮层充满大量褶皱和裂缝，是人脑中最年轻也是进化程度最高的区域。它决定了人类的本质———一种能够思考、记忆、解决问题、做出判断和明智决策的生物。

　　前额叶皮层是额叶皮层最靠前的部分，位于前额的正后方。这块相对较小的皮层对我们的理智来说可能是最重要的部分，因为前额叶皮层控制着执行功能，那是些最复杂的认知任务，例如区分对错、抑制不当或冲动行为，以及预测现在发生的事情将会产生何种后果。大量针对精神疾病进行的神经科学研究表明，前额叶皮层出现问题是导致精神疾病的关键。但我们并不清楚那究竟是怎样的问题，仅凭看着大脑的额叶，我肯定也得不出什么结论。

　　在额叶后方，我注意到被一条深沟与额叶隔开的顶叶，这里同样汇集了大量复杂的皮层。顶叶负责协调从身体其他部位发送至大脑的感觉信息，使我们能够感受、品尝、移动和触摸。有了它，我们可以感知自己在空间中的位置、与周围事物的相对位置，以及我们身体的动作。它也使我们能够阅读和算数。

　　我把大脑侧过来，瞥着位于太阳穴后方、耳朵上方的颞叶。这部分皮层负责高级听觉处理，用于听觉和理解语言。

在颞叶下方，眼睛看不到的大脑深处，有一个由层层皮质组织环绕的区域：海马。它的名字取自希腊语中的"海马"一词，因为它独特的弯曲形状类似海马。海马是大脑中进化程度比较原始的部分，用于存储长期记忆。它还像一个 GPS 系统，具备空间导航作用，让我们能够知道自己身处何处。

隐藏在大脑下方的是精细的沟槽状小脑，它由密集的神经元组成。小脑协调随意运动：告诉我们如何坐下、行走和说话。在小脑的正上方，人们扎马尾辫的地方，是第四个也是最后一个脑叶——枕叶。枕叶处理来自眼睛的信息，让我们能够看到东西。

所有的大脑结构对我们的日常生活都至关重要。如果位于大脑后方、用于调节呼吸和心跳等基本功能的脑干（Brain stem）受伤，人可能会瘫痪，甚至死亡。

额叶皮层可能是最重要的大脑区域。尽管没有额叶皮层人不会死，但人之为人正是因为这一区域。该区域受损会造成大量不良症状，从丧失记忆到无法做出计划和组织行动，从语言和表达障碍到出现不当行为及判断力变差。

我乐于继续满怀钦佩地欣赏这个第一次托在手中的大脑，但赫尔曼博士和我必须快速行动，以保存用于研究的样本。

我小心地将大脑放在一个大板子上，板子下面铺了一层冰。我拿起解剖刀，刀很长也很锋利。

赫尔曼博士指导我说:"假装你是在切面包或牛排。让刀锋与大脑的顶部表面保持垂直,尽量每次切割都保持平行。"

我用左手扶住大脑,拿起刀,开始切。经过冷藏的大脑变得坚实,刀切起来轻快自如。

第一刀是沿着分开大脑两个半球的裂缝纵向切下去。然后,从前往后切左半球,每个切片约半英寸①厚。过了一会儿,随着温度升高,我感觉到大脑开始变成糊状。切片没有利索地落在切割板上,而是叠在一起,起皱了。而我继续切着,越切越好。

我拿起切片,仔细检查。赫尔曼博士指着大脑的褶皱和裂缝,以及由略带粉色的灰色或白色组成的边界。这些边界将大脑划分成不同的分区,富含神经的灰色区域和在其中交织的白色连接纤维。在不同的切片中,某些样本可能包含部分的海马、杏仁核(Amygdala)或其他一些脑部结构。

我们快速将各个切片放在玻璃皿中,浸在干冰和一种叫作异戊烷(Isopentane)的挥发性化学品的混合物中,混合物保持着 -86℃的极低温度。当我们将脑组织切片放入其中时,这种半液体混合物会剧烈地冒烟冒泡,切片会立即冻住,几秒内便从血红变为霜白。这一步骤会保护切片的解剖构造,防止缓慢冰冻过程中出现的细胞膜迸裂问题。我们立即用镊

① 1 英寸 ≈2.5 厘米,下同。

子将切片夹出，放在塑料袋中。随后将塑料袋密封，并贴上
打印的条形码。切片的保存过程现在就完成了。

如果大脑最初像是一块寻常的肉，现在则像杂货店熟食
柜中的冷盘。像是为了加深这一印象似的，穿着白色外套的
技术人员过来拿走切好的样本，放到实验室的深度冷冻柜中。
这些样本在冷冻柜中静静地放着，直到可用于我们对大脑秘
密的无尽探索中。

大鼠对我的复仇

人脑极为复杂，但是通过研究比人脑简单得多的动物
大脑，我们也可以从中学到很多，我在自己科学生涯的早
期就发现了这一点。

30 年前，在成为 NIMH 大脑银行的负责人之前，我是
华沙的精神病学和神经病学研究所（Institute of Psychiatry
and Neurology）的一名年轻的研究科学家，拥有化学硕士学
位和以大脑和神经系统为主攻方向的医学博士学位。20 世
纪 80 年代中期，我从事药物临床试验方面的工作，这些药
物由西方的公司制造，用于治疗精神分裂症。我与当时的男
朋友米雷克以及第一次婚姻中生下的两个小孩住在华沙的一
间小公寓里。

1988 年 8 月，我们的生活发生了天翻地覆的变化。那个月，应一家德国制药公司的邀请，我参加了在慕尼黑召开的国际神经心理药物学大会（International Congress of Neuropsychopharmacology）。我将提交一份针对某些抗精神病药物的报告，这类药物用于减轻幻觉和精神病的严重性，这是精神分裂症最痛苦的症状。当时我不会想到，自己的研究重心会从治疗这种可怕的疾病转向对其根本病因的探寻。

到达慕尼黑时，我口袋里的钱不超过 20 美元，而这是我一整个月的工资。西德物质的丰富立即使我目眩神迷，但与我在会议上结识丹尼尔·温伯格博士（Dr. Daniel R. Weinberger）所体验到的兴奋相比，文化方面的冲击显得黯然失色。丹尼尔·温伯格博士是 NIMH 的一名精神科医生，因对精神分裂症的研究而闻名世界。我们在会议上刚见面，他就立即建议我去他的实验室以博士后的身份开展工作。

我简直不敢相信自己的好运。NIH 是世界上最著名的医疗机构，其精神卫生分支机构在我倾心研究的疾病领域处于全球研究水平的前沿。我从不敢想象自己有一天会在 NIMH 工作。

几天后，我返回波兰，自豪地向米雷克和孩子们宣布：我们要去美国了！他们和我一样兴奋。彼时的波兰前景愈发黯淡，也比以往更不稳定。

1989 年春天，我先于家人到达美国。到达后第二天，将在未来的 23 年中担任我的上司的温伯格博士驱车载我到 NIMH 的园区，并把我介绍给乔治·杰斯克（George Jaskiw）博士。杰斯克博士是一名来自加拿大的精神科院士。他成了我的一位热情的导师，我们开始共同探索我在华沙做药物试验时研究过的精神分裂症的秘密。

杰斯克博士和我一同研究大鼠。因为大鼠的大脑虽然不及人脑精致复杂，但在结构上与人脑相似。而且大鼠能够表现出复杂的行为，例如工作记忆、认知和社会行为，这对理解人类非常有用。我们起初重点在活鼠的海马上制造轻微的缺陷，因为当时的大量研究数据表明，精神分裂症患者的海马出现了结构异常，因此他们无法正常行使身体功能。

为了破坏新生大鼠的海马和前额叶皮层之间的连接，我们将少量神经毒素注入大鼠的海马中，从而制造出在精神分裂症的两个关键区域之间出现了故障回路的大脑。我们希望看到被我们改变了神经结构的大鼠与正常大鼠之间的差异，特别是当它们长大后会表现出的差异。

我此前从未切开过任何动物，不论是活的还是死的，但我很高兴能参与这项工作。我们怀着求知若渴的科学家的狂热全身心地投入实验。有一次，我需要一片安静的区域来进行大鼠行为实验，我把测试笼中的大鼠放到男洗手间的地板上，在门上贴了一个"实验进行中！请勿进入"的标志，并锁上了门。我下定决心，一定要努力学习并获得成功。杰斯克博士指导我神经解剖学和神经化学、大鼠生理学以及最佳的大脑解剖技术。我们一同解剖、测试了数以千计的大鼠。

令我沮丧的是，18个月后，杰斯克博士因为另一个工作机会而离开了NIMH。没有了他，我的工作变得更具挑战性。当我尝试认清啮齿动物大脑的细微结构、使用我们实验室难用的切片机，或者捕捉逃到柜子下面、吱吱叫着并露出锋利牙齿的大鼠时，我常常会失落地哭泣。

尽管杰斯克博士的离开令人痛苦，但这也迫使我独立，让我作出职业生涯中最重大的发现。正如我们所预期的那样，这一科学发现是额叶皮层的。讽刺的是，当我自己的大脑开始出现问题时，我在更深的个人层面上理解了这一区域的极端重要性。

精神分裂症是一种毁灭性的疾病，已经困扰人类数千年。今天，全球约1%的人受其影响，超过7000万人患病，其中300多万人在美国，700多万人在欧洲。精神分裂症可以影响任何地方、任何文化或社会阶层的人。其症状因人而异，对治疗的反应也是如此。许多患者出现妄想、幻觉和各种精神病症状，就像在街上徘徊并自言自语的人们所表现出的症状。许多精神分裂症患者表现出认知缺陷、无法做出决定或进行逻辑思考的症状。这种缺陷对工作记忆的影响尤为严重。工作记忆有助于人们安排生活中任务的优先次序并执行任务。许多患者会出现抑郁症状，且难以表达感情。

直到不久前，精神科医生还认为精神分裂症是一种由压力和养育问题造成的心理疾病，特别是受那种不能为孩子提供足够的母爱温暖和关心的"精神分裂症母亲"的影响。如今，这种理论已经不再可信。我们现在知道，精神分裂症是一种由异常的脑部结构和功能造成的疾病，就像心脏病是由存在缺陷的动脉造成的疾病一样。区别在于我们还没有发现精神分裂症的"脑指纹"。

20 世纪四五十年代，医生们怀疑额叶皮层与精神疾病（包括精神分裂症）有关，他们的想法是正确的。有时，他们采用额叶切除术（Frontal Lobotomy）治疗此类疾病。那是一种可怕的侵入式大脑手术，会至少切除一些前额叶皮层内的连接或切除从前额叶皮层到大脑其他部分的连接。这种切除术从一开始就备受争议，因为它使一些患者丧失了个性和智力（尽管有这些骇人听闻的影响，瑞典学院仍在1949 年将诺贝尔奖授予了开发此项手术的神经科学家安东尼奥·埃加斯·莫尼斯（António Egas Moniz）。

20 世纪 50 年代中期，抗精神病药物的出现至少缓解了大多数患者的一些精神病症状，有助于减少使用这种粗暴、野蛮的"疗法"。但这种药物方面的突破对很多人来说已经为时太晚。1946—1956 年，据估计全世界共进行了 6 ~ 8 万例额叶切除手术。

自 20 世纪 90 年代中期以来，精神疾病研究的重心已经从分析行为的心理学研究转向遗传学研究和对大脑中的化学物质（DNA、RNA 和蛋白质）的研究。如此一来，我们就可以搜索到那些与精神疾病患病风险增加相关的遗传基因、突变基因、异常结构的蛋白质或功能失调的大脑通路了。人们希望，通过使用这些精准的靶向治疗（Targeted Therapy）来激活或抑制某些分子，从而使遭到破坏的大脑通路恢复正常。

然而总体而言，科学家们对精神分裂症（以及其他精神障碍）病因的了解仍然可悲的不足。成百上千的基因出现异常才会使某个人表现出精神分裂症的症状。由于与精神分裂症相关的个体基因构成存在巨大的变化性，目前无法预测某人携带的风险基因是否会致病。

我在 20 世纪 90 年代对啮齿动物进行的实验清楚地表明：大鼠及人类的异常行为可能是由造成持久认知缺陷的轻微大脑损伤引起的。那些被我们改造了大脑的大鼠会在空间识别方面表现出困难，包括在含有食物奖励的迷宫中找错路线。与正常的大鼠相比，它们对新奇的地方和物体缺乏兴趣，与同伴的接触也更少。我们推论，人类的情况也与大鼠类似，轻微的大脑缺陷可能由多种因素引发，这些因素会损害正在发育的大脑的功能，使其出现永久性故障。引发人脑缺陷的这些因素可能包括孕产妇营养不良或病毒感染，或许还有许多其他影响因素与缺陷基因相结合，这些缺陷基因会改变分子路径和大脑区域内及区域间的连接。我们的发现清楚地表明，额叶皮层是精神分裂症发病的主要位点，正如温伯格博士和我在NIMH的同事在20世纪80年代晚期所假设的那样。

我们的发现在全世界赢得了极大关注，并成为称作精神分裂症的新生儿海马病变模型（Neonatal Hippocampal Lesion Model），或简称利普斯卡模型（Lipska Model）。杰斯克博士和温伯格博士与我在一篇1993年发表于《神经心理药物学》（Neuropsychopharmacology）的论文中首次描述了我们的发现，那是美国神经心理药物学学院的官方出版物。

自此以后，利普斯卡模型在数百部科学出版物中得到描述，在全世界的许多实验室得到应用，并在电生理学、遗传学和认知等其他研究领域得到应用。它还为设计可能有助于治疗精神分裂症认知缺陷的新药物提供了一种框架。1996年，我们的模型因有助于筛选和开发新型的抗精神病疗法而获得一项美国专利。

2002年，我成为NIMH分子生物学实验室的主任，继续研究精神疾病患者大脑中的化学和基因差异。随后的 10 年对我来说忙碌又硕果累累，尽管我自己也身患重病：2009 年患乳腺癌，2011 年又患上最致命的皮肤癌症——黑色素瘤。我确信自己已经战胜了这两种疾病，并且始终着眼于未来，与 NIMH 的大部分同事一样，我对于通过遗传学研究解开精神分裂症等疾病的秘密这一不可思议的前景充满了热情。

了解基因的位置、工作方式以及将信息传递至细胞和组织的方式，可以极大地推动各个科学领域的发展，包括对精神疾病的研究。事实上，精神疾病研究人员开始在各种精神疾病患者身上发现数千种携带风险的基因。

2013 年，我被任命为大脑银行的主任，也很快适应了这一令人兴奋的职业生涯的新阶段。我对大鼠和人类大脑的研究让我在同事中得到广泛认可。自发表有关这一主题的首篇论文后，20 年来的研究工作使我得以负责掌管这么多珍贵的人类样本。

尽管已经在精神健康研究方面做出了许多发现，科学家们仍未完全理解精神疾病患者脑中出了什么问题，而且确定如何修复这些病变可能需要相关研究人员数十年的辛勤奉献。

虽然身患癌症，但我仍然努力工作，发表了许多科学文章，并与数百位研究人员分享了我的发现，因为我们都在研究异常基因及其引发的问题。

我天生是一个精力旺盛的人，每天骑车 20 英里到办公室，工作一整天，然后骑车返回郊区安静的家。每天晚餐时，米雷克和我坐在高高的后门廊上，像是坐在一艘船的甲板上，在树木和青草的海洋里航行。周围的许多鸟儿令我们陶醉：头上戴着红帽子的大啄木鸟、在我们花盆里筑巢的小鹪鹩、在红色凤仙花上采食的色彩艳丽的蜂鸟。我们对目前的生活非常满意。

一切似乎都顺心如意，但很快，我开始怀疑，我在早期实验中使用的大鼠是不是正在对我进行复仇。因为我在数以千计的啮齿动物身上破坏过的那个大脑结构也在我的大脑中开始出现故障。原因不是我的海马中被注入神经毒素，进而损害了我的额叶皮层，而是更为平淡无奇、更加寻常的东西：癌症。

第 2 章

被大脑背叛的
大脑专家

敲击电脑键盘的右手不见了

2015 年 1 月初，在第一次亲手处理人脑约两年半后，我决定实现一个多年以来的梦想：参加铁人三项比赛。尽管已经完成过多次奥运会竞赛距离的三项全能运动，但我从未尝试过像铁人三项这般具有挑战性的运动。

铁人三项全程 140.6 英里，由游泳、长跑和骑自行车三个项目组成。在变得太老之前，这是我最后一次机会，现在不尝试，以后就没机会了。我计划在教练的指导下进行训练，在今年夏天或秋天参加一次半程铁人三项，它包括三个阶段，总长度 70.3 英里。如果进展顺利，我将在下一年尝试一次全程铁人三项，到那时我正是 65 岁的成熟晚年。

我知道这需要付出很多努力，但我觉得自己已经做好了准备，时机也正合适。26 年前，米雷克和我的两个孩子从波兰来到这里，在我们的新家安定下来，和我一样，他们在美国的生活也很成功、很幸福。米雷克在一家大型软件公司担任计算机工程师，格西亚（Kasia）是耶鲁大学医学院（Yale School of Medicine）的一名内分泌科医生，专攻糖尿病（Diabetes）；维特克（Witek）是匹兹堡大学（University of Pittsburgh）大脑调制实验室（Brain Modulation Lab）的一名神经科学家。

我的两个孩子都拥有幸福的亲密关系，格西亚和她的丈夫杰克有两个年幼的儿子，也就是我们可爱的孙子：卢西恩（Lucian）和塞巴斯蒂安（Sebastian），他们正在快速地长大。米雷克和我也正在准备庆祝我们 30 年的幸福婚姻。

家庭幸福，职业进展顺利，我也可以把更多时间用在爱好上，尤其是运动方面。我痴迷于拥有精瘦强健的肌肉，这不仅是为了让自己感觉更健康、更强壮，而且我也确实喜欢自己看起来健康而强壮。我的身材绝佳，在准备有生以来最重大的身体挑战前，我非常渴望变得更加强健。

新年的最初几天，我聘请了一位教练，开始准备半程铁人三项。我买了梦寐以求的自行车，一款白色的碳纤维加农戴尔（Cannondale）①Evo 公路自行车，配备了高端组件：11 速变速器和深碳车轮。因为游泳是我的弱项，我

①美国自行车厂商，其生产的整车大部分为高端自行车。

决定将整个冬天集中用于提高游泳技巧。每周几次，我在黎明前起床，在去工作前先到附近的游泳池游 80 ～ 100 趟（约 2000 ～ 3000 码[①]）。

1 月将尽的一个星期二早上，在完成了第一节训练课后，我从游泳池出来，突然觉得头晕。

肯定是训练过度或者能量不足了，我告诉自己。

我期盼度过高效而乐观的一天。明天早上，我会前往蒙大拿州参加一场大脑研究领域的会议，并在那里与维特克和他的女朋友夏安妮（Cheyenne）会面。这次出行既是为了工作，也是为了滑雪，因此我非常兴奋。开车上班时，一种不好的奇怪感觉涌上心头。车开得摇摇晃晃，我却说不出哪里出了差错。

我在办公室里坐下来，开始吃一碗从家里带来的燕麦片。我伸手打开电脑。

胃部绞痛。

我的右手不见了。

我看不到右手了，它消失了。

我把手移到左边。

看到了，又回来了！

当我把右手放回电脑键盘的右下方时，它再次消失了。

---

① 1 码 ≈0.9 米，下同。

40

我重复了刚才的动作，结果还是一样。每当我把手放在视野的右下方时，它就会完全消失，就像被从腕部全部切掉了一样。

我几乎被吓瘫了，一次次尝试着找回消失的右手。可是一旦把手放到那部分视野中，它就消失不见。这像是一种怪异的魔术，迷人、可怕，又完全无法解释——除非是……

脑瘤。

我立即试图把这个念头赶出脑海。

我想，**不，这不可能是脑瘤，不会发生这种事的。**

我确信自己在 2009 年战胜了三期乳腺癌，在 3 年前战胜了 1B 期黑色素瘤。但乳腺癌和黑色素瘤经常会转移到脑部。我知道，位于大脑后方、控制视力的枕叶出现脑瘤，是这种奇怪的视力丧失的最具可能性的解释。我也知道，任何存在转移性（癌细胞扩散）的脑瘤都将是一个可怕的消息。

脑瘤过于残酷、致命，原因肯定是出在其他方面。可能是我为了治疗感染而服用的抗生素产生了副作用。我很快搜索了多西环素（Doxycycline），结果发现视力问题和幻觉确实是其副作用，这种情况虽然极为少见，但有据可查。

肯定是因为这个，我对自己说。

我如释重负，前往会议室，会见一小群来访的科学家。所有人到达后，我们开始讨论关于基因在精神分裂症患者前额叶皮层的表达方式方面的发现。

但我没办法将注意力集中在演示中。每当看向投影屏或同事的面孔，我的视野都会有一部分出现缺失，就像一幅超现实主义绘画或缺了一块的拼图。尽管缺失的部分只在一侧，不到我视野的 1/4，但这种空白仍使我恐惧。

感觉就像脑海里出现了一个空洞。它好像具有一种可怕的引力，将我拉向那个我不愿去考虑的解释：

脑瘤。

我竭力装出在参加会议的样子，脑海里却全是那个念头：

脑瘤。脑瘤。脑瘤。

受了一小时的折磨后，我突然离开会议室，跑回自己的办公室。我在桌子前坐了一会儿，前额抵着冰凉的桌面，试图理清这一奇怪的状况。思来想去，反反复复，这种症状只有一个可能的解释——那个最令我害怕的解释。

我必须离开这里，必须回家。我跑到停车库，找到车，飞快地开回安嫩代尔（Annandale），一路心脏狂跳不已。

在家里，我的滑雪板和头盔已经准备就绪，手提箱也打包好了。最后，我瞥了一眼我的便条和成堆的会议材料，确保自己需要的一切东西都已经准备就绪。明天一早，我就要飞往蒙大拿州大天空市（Big Sky）参加年度冬季大脑研究会议（Winter Conference on Brain Research，WCBR），作为本年度会议的当选主席，我在会议组织方面发挥了重要作用，会议将吸引全球 500 名神经科学家出席。我还将在会议上致欢迎词，也已经精心准备了致辞。

过去 24 年中，我每年都会参加这个会议。这个会议兼顾工作与户外的乐趣，是我最喜欢参加的会议。每天一早，我们将参加会议，讨论与大脑功能、精神疾病和药物成瘾相关的话题。中间休息数小时，我们可以在滑雪道上滑雪，一边坐着升降椅往山上去，一边与同事聊聊自己的研究。下午 3 点钟左右，我们重新聚在一起，参加专业的会议，常常会一起工作至深夜。

今年的会议尤其令我兴奋，因为我的儿子维特克也将参加会议。我们将一同工作，然后与夏安妮一起滑雪。天气预报非常令人满意，未来 5 天会下雪，我已经迫不及待地想出发了。我几乎闻到了寒冷的空气，感受到加速下坡时扑面而来的寒风，我在树林间蜿蜒滑行，不时踢起一团团雪雾。

我热爱滑雪甚至超过科学。它使我感受到那份失重感，一种极致的轻盈，一种在空中飞行时处于控制和失控之间的自由感，它充满挑战和风险。在密集的树林间快速穿行，或者越过岩石跳入白茫茫的一片虚无，不仅需要快速的决策，还要有对自身敏捷身体的信任、敏锐的视力和强壮的肌肉。还有周围的美景——巍峨的群山、脚下晶莹的白雪，让人有种身在天堂般的甜蜜感受。

但是视力问题让我心事重重，我仍然看不见视野右下方的任何东西。

我试图遏制这种在我内心深处不断增加的恐慌。只是不能接受这种奇怪的现象会严重到妨碍我去蒙大拿。肯定不是那个我从今天早晨右手消失以来就一直怀疑的原因，那是最坏的一种可能性。我甚至不会让肿瘤这个词从嘴里说出来。

但在意识层面，我知道自己的情况可能相当危险。我必须尽快采取行动。我给我们的家庭医生尤金·施默尔亨（Eugene Shmorhun）打了电话，请求一次最后时刻的预约。时间接近傍晚，到了他快下班的时候，不过他同意立即见我。我没有告诉米雷克或其他人我要去哪，因为不想惊动他们，也不想让自己承认那种可怕的可能性。

自我们从波兰移居到这里以后，施默尔亨医生就成了我们的家庭医生，迄今已经近26年了。我们刚成为他的病人时，他还很年轻，身材高挑，面容英俊，刚开办他的私人诊所。几十年来，我们一同变老，看着彼此的皮肤松弛下垂，身材也变圆了。我们调侃着自己不断下降的听力和视力，和我们一样，施默尔亨医生喜欢跑步和骑自行车，我们也经常与他讨论我们最近的比赛结果。我们感觉与他关系密切。

多年来，施默尔亨医生为我们家解决了许多小难题，比如我的椎间盘突出和丈夫因锁骨下静脉血栓导致两根肋骨被切除。当我第一次与癌症交锋时，他与我们同在，这场战斗使我失去了左侧的乳房。之后，在2011年底，他在我耳朵后方的皮肤上发现了一个黑色素瘤，而我的皮肤科医生却没有发现。我的第一任丈夫死于黑色素瘤，因此这个诊断真是把我吓坏了，但施默尔亨医生再次陪伴我们走出了风暴。

自那之后，我开始学会乐观地看待自己的健康状况，而家人在我的带领下也是如此。直到今天，我都确信最坏的时刻已经过去。经过痛苦的手术和放射治疗后，黑色素瘤得到了缓解。肿瘤科医生警告我说，复发的概率有30%。但我对他的话满不在乎。我想，不可能，这种病绝不会再回来了。

但当我坐在施默尔亨医生面前描述我的视力问题时，我的信心动摇了。

"肯定是眼睛的问题，一定是的。"我对他说，问题不可能出在我的脑子里。

当他为我做检查时，我开始说得更快了。"我正在服用多西环素，它会产生副作用，我已经查过了。"我脱口说。

我想，快点啊，我可没有时间去浪费了！我明天早上就要出发，去进行完美的旅行了。让我们快点处理完这件事。

施默尔亨医生继续检查我的视力、眼睛和神经反应。我注意到他的表情严肃，脸上没有笑容，以往的泰然自若正在消失。

"为什么要担心呢？"我安慰他，"这种事是可能发生的。"

"我不认为是眼睛的问题。"他说。

我的身体僵住了。我知道如果不是眼睛的问题，那就是脑子的问题。

"两眼都睁开时，你看不到右下方的东西，单独睁开左眼或右眼时也看不到。"他继续说，"但你的眼睛看其他地方时完全正常。这说明你的眼睛和视神经很可能是正常的，是处理右下方视野视觉信息的脑部区域出现了问题。我希望你立即去看眼科医生。"他离开房间给眼科医生打电话。

我吓坏了。

我们需要大脑和眼睛共同运作才能看到东西。眼睛收集外部世界的视觉信息，视神经将其传送至枕叶或视觉皮层（处理视觉信息的大脑区域）。如果左眼出了问题，你就无法看到左侧的东西。如果大脑中的视觉皮层出了问题，你的双眼会无法看到特定的视野，这也正是我所面临的问题。

我给米雷克和格西亚打了电话，告诉他们我在施默尔亨医生的办公室，因为我无法看到视野右下方的东西。格西亚明显感到担心，但我坚持认为这不是什么大问题。我说见过眼科医生后会再给他们打电话。

眼科医生朱莉·F. 利医生（Dr. Julie F. Leigh）就在街对面。她检查了我的视力，将我的瞳孔放大，并将一束蓝光射进我的眼里。她年轻漂亮的面庞隔着裂隙灯（Slit lamp）靠近我的脸，她闪烁的耳饰几乎碰到了我的耳朵和脸颊。我喜欢她身上的味道，一种香水的幽香。她发现我的视神经或视网膜没问题，也没有白内障。当她身体向后倾斜时，脸上的笑容消失了，眼神变得悲伤。

"我担心问题出在你的脑子里。"她说，"你的枕叶皮层里肯定有一些东西，我们需要做更多测试。"

我跑回街对面。施默尔亨医生的办公室已经关门了，但他和刚赶到的米雷克正在黑暗的接待区等我。

米雷克安静的陪伴总能使我安静下来。尽管他 18 个月大时患上了脊髓灰质炎（Polio），到现在走路时还明显有点跛脚（脊髓灰质炎疫苗直到 20 世纪 50 年代晚期才在波兰有售，距它在美国问世已过去多年），但他是一名出色的自行车手，手臂和腿部的肌肉很发达。他理智、善良、温暖，有种略带讽刺但温柔的幽默感。我个性很强，说话大声，爱笑，固执己见，但米雷克喜欢我这种性格，无论我想做什么，他总是支持我。

他和施默尔亨医生远远地站在黑暗的等待区，我望着他寻求安慰，我勇敢的外表正在土崩瓦解。

"我们需要尽快为你的大脑做一次磁共振成像。"施默尔亨医生说。

"但是我明天早上就要走！我已经订了机票！"我回应他说，"我是会议主席，我必须得去！"我滔滔不绝。"我必须去，我要去滑雪，没了我，会议就没法进行，我是必不可少的！"我一遍遍重复着相同的观点，像一个孩子拼命说服父母让她晚点睡一样。

通常施默尔亨医生会退步，今天却很坚持。他说："在查明原因之前，我不能让你去任何地方，出去旅行可能很危险。我们需要立即做一次磁共振成像，你需要找到一个明天早上就能给你做检查的地方。"米雷克也支持医生的看法。

我继续争论了一小时，我不是那种会轻易放弃己见的人。但他们也不让步，我最终屈服了。

我告诉自己，好吧，我去做磁共振成像，把旅行推迟一天，只是为了让他们开心。

米雷克和我各自开一辆车回家。我紧跟着他，因为视力受损，车开得很困难。天色已黑，在蜿蜒、寒冷的道路上开车困难重重。尽管我努力尝试，仍然很难保持开在车道中间。

到家后，我给航空公司打电话，把航班推迟了一天。我也给维特克打了电话，告诉他应该如期去大天空市，我随后会去见他。第二天——1月23日是他的生日，不能陪着他，我感觉很糟糕。我给几个将要参加会议的朋友也打了电话。"你肯定不会相信发生了什么！"我用愉快的语气说着，"我看不清东西了，与你们会面前，我得查清楚情况。只耽误一天。"我尽力不让声音中表现出恐惧。

第二天一大早，我们去附近的一家成像中心做磁共振成像。我坚持由我来开车，因为一直以来都是我开的，也想让我们俩觉得一切正常。可是我开得很差，车子在车道间摇摆。当米雷克要求换他开车时，我心烦意乱，大声喊道："我很好，别管我！"

不管怎样，我们最终开到了磁共振成像中心，没有出车祸。前台人员为我办理登记。直到此时，我才真正意识到自己将要接受扫描，查看脑中是否有肿瘤。

准备做磁共振成像时，恐惧让我有点恶心。磁共振成像会生成一幅我大脑的详细图像，或许还会出现一些可怕的东西。一名护士在我的手臂上插入一条静脉注射线，在我的血液中输入了一些可被脑组织吸收的对比液。磁共振成像将使用一种计算机化系统来生成我的大脑图片（或扫描），医生可借此查看是否存在肿瘤、中风、神经损伤，以及其他用 X 射线、CT 扫描和超声波机器无法可靠检测到的异常。

一名技术人员把我推入磁共振成像机器的狭窄管道里，随后开启了声音嘈杂的设备。我一动不动地躺了一小时，扫描完成后才得以自由。当我们回家去等待结果时，是米雷克开的车。我已经完全筋疲力尽，扫描带来的恐惧和压力，以及可能出现的结果令我疲惫不堪。

到家时已是上午，我的航班将在当天下午起飞。我反反复复地整理着行李，不停添些东西：再添一双保暖手套和袜子，还有那个我差点忘记的防晒霜。我希望医生快点打电话，告诉我那个唯一可能的消息：不是癌症。

但不可能发生的事情还是发生了。

11 点左右，电话响了。我拿起电话，坐在凳子上，米雷克跑进厨房，陪在我身边。

施默尔亨医生说："我很抱歉，我不知道该怎么对你说。"他的声音颤抖了，停了下来。他继续说："扫描发现你脑子里有三个肿瘤，你必须立即去急诊室（ER）。一个肿瘤正在出血，这很可能是黑色素瘤。黑色素瘤容易出血。情况非常危急。"

看着我的脸，米雷克知道我们的世界出现了悲剧性的转折。

我想到了天气。

华盛顿郊区的天气明朗晴好。今天晚些时候和明天预计会出现暴风雪。蒙大拿也将下雪。

我试着从厨房椅子上站起来，但动不了。

我就要死了。

一瞬间，这种念头淹没了我。但我用尽全力赶走了它并开始行动。面对各种紧急情况，我的反应都是立即让自己制订理性、有条理的计划，然后尽量控制局面。

挂了施默尔亨医生的电话，我立即给儿子打电话。我说："维特克，我去不了大天空市了。我脑中有肿瘤，真对不起，今天是你的生日，我却去不了。"他当然感到很震惊，我也觉得自己是个糟糕的妈妈，让整个家庭再次承受这么大的痛苦。我给在纽黑文（New Haven）的格西亚和在波士顿的妹妹玛丽亚（Maria）打电话。她们两个都很震惊。我给会议的同事打电话，建议他们找一位之前的主席代替我，并代我致辞。我会把讲稿发给他们，他们也是目瞪口呆。

为了自己和家人，我决定尽量接受最好的治疗，并开始研究治疗方案。专注于行动计划可以让我不再过度关注正在脑中疯长的肿瘤。

我打电话给克劳丁·艾萨克斯（Claudine Isaacs）医生，她是我的乳腺癌肿瘤科医生，在乔治城大学医院（Georgetown University Hospital）工作。我说："发生了一件可怕的事情，我脑中出现了肿瘤。可能是乳腺癌转移引起的。但其中一个肿瘤在出血，因此我的家庭医生认为这是黑色素瘤。我该去哪里治疗呢？"

当她说话时，声音明显有点颤抖。她告诉我立即去乔治城大学医院的急救室，见迈克尔·B.阿特金斯医生（Dr. Michael B. Atkins），她说他是一位出色的黑色素瘤肿瘤科医生。她说会在那里见我。

　　门厅的角落放着我为这次旅行准备的滑雪板，我去年买的光滑、漂亮的金鸡（Rossignol）①滑雪板。这双滑雪板似乎能回应我的双脚、脚趾，甚至思维的最细微的动作。穿上它们，我能在雪中流畅而优雅地飞行；但是现在我要去医院了，不得不把它们留在这里。

哭泣声、"哔哔"声，以及痛苦呼喊声

　　时间是星期五下午，暴风雪将至，确实不是进急救室的好时机。我的血压极高，可能是由于焦虑，也可能是由于脑肿瘤出血。护士让我服用类固醇（Steroids），防止肿瘤出血造成的组织刺激引发的脑水肿。我在一张挂着薄帘子的窄床上躺了几个小时。急匆匆的声音、哭泣声、喊叫声、痛苦的声音和生命垂危的人发出的声音包围着我和米雷克。因皮肤癌而做手术后才过了 3 年，就又再次回到这里，这实在让人绝望。

　　医生们来来去去，问着相同的问题，我的回答也是一样："我看不见右下方的东西。磁共振成像显示我有脑肿瘤，其中一个还在流血。我之前患有乳腺癌和黑色素瘤。"

①法国冬季运动装备制造商。

结果阿特金斯医生今天不在，艾萨克斯医生过来说了几句安慰的话，又离开了。更多的医生来到房间里。一名神经外科医生进来，建议我不要进行脑部手术，而是采用放射治疗，这比切开大脑更安全。一位放射肿瘤学家来看了下，也给出相同的建议。但仍没有做出决定。我们等了几小时。

玛丽亚一遍遍从波士顿打来电话。她是布莱根妇女医院（Brigham and Women's Hospital）放射肿瘤科的医学物理师和首席治疗师。她坚持道："来布莱根吧，这里有最好的医生。我和阿亚尔·艾泽尔医生（Dr.Ayal A. Aizer）谈过了，他是一名放射肿瘤学家。他说应该先做手术，然后再进行放疗。"

我怎么能离开呢？我现在躺在急救室里，脑子里有个正在出血的肿瘤。尽管已经研究大脑多年，但我不是神经科专门医师，也不是医生。我对可能发生在自己身上的情况几乎一无所知。肿瘤会破裂，让我的脑子里充满血吗？我会因此死去吗？我最好还是别动。但玛丽亚想让我去见她了解并信任的医生。我该怎么办？

晚上 8 点刚过，薄薄的帘子被掀开，维特克和夏安妮来了。他们取消了去蒙大拿的行程，从匹兹堡驱车过来。见到他们多快乐啊！尽管充满恐惧和绝望，他们的到来仍使我欣喜若狂。很快，格西亚也来了。她从纽黑文搭乘阿西乐（Acela）列车，在风暴到来之前赶到了这里。大家齐聚一堂，米雷克和我都很高兴，我们可以相互亲近、抚摸并亲吻他们的脸颊。格西亚非常疲惫；几小时前，她也在为病人看病。她在小床上和我一起躺着，我们紧紧依偎着，就像她还是小孩子时那样。维特克和夏安妮从医院餐厅买来寿司，我们在放着静脉注射线、皱巴巴的床旁边共享美食。周围萦绕着急救室里的可怕声音，但家人在和我一起迎接这场考验。

午夜时分，他们离开了。我仍然待在急救室里，听着不绝于耳的"哔哔"声和需要急救的濒危病人的悲惨呼喊。护士不时探头进来，我请求她们把我换到更安静的地方。早上3点，他们把我转移到急救室的另一个房间，与一位老年妇女同处一室。老人忍受着剧痛，一大家子人围着她。

早晨，米雷克和孩子们回来了，我们一起等着我的病历。这天是星期六，医院里人满为患。没有医生进来看我，也没有什么事情发生。到了中午，我们已经决定离开这里，明天就去波士顿的布莱根妇女医院。但事情没有我们想的那么简单。主治医师拒绝批准，护士也告诉我，如果我未遵医嘱离开医院，保险将不会支付我的急救室就诊费用。

"我恐怕要未经他们批准就离开，"我对格西亚说，"如果肿瘤出血更多了怎么办？如果保险不赔付的话，这次就诊会花掉我们很多钱！"

格西亚正在她的 iPhone 手机上查看患者权利法案和保险规则，护士的说法与规则不符。格西亚说："护士的说法不对。妈妈，我们要离开。"

我们一路向北，第二天早上到达波士顿，时间是 1 月 25 日，星期日。离开前，我的朋友理发师雅尼亚（Jania）来家里为我理发。黎明时我给她打电话，告诉她我的消息，早上 7 点，她匆忙赶了过来，身上还穿着睡衣。我让她给我理个平头，以防医生要打开我的头颅。

"这样伤口更容易愈合。"我解释说。

米雷克和我把我们的运动鞋和公路自行车装进丰田 RAV4，我们可以在我妹妹的地下室将其当作固定脚踏车使用。我们约定无论发生什么，都不要停止运动训练。我还带了滑雪板，以防用到。

米雷克、格西亚和我开车行驶在寒冷的道路上，雪花轻轻飘落，维特克和夏安妮开车跟在后面。我们经过附近的一个建筑工地，那里正在建一个巨型超市。最近几个月，我一直很高兴附近终于要建一家体面的商店了，再也不用开车几英里去购物了。

我能活着看到它开门营业吗？我疑惑着。

我突然有种冲动，想谈论、计划我们家庭的未来。我确定自己就要死了，不会立刻死，但会很快，可能就在几天或者几周内。当然，我已经在网上研究了自己的状况。脑中的转移性黑色素瘤的预后①极差，特别是年龄超过 60 岁而脑中有 3 个或更多肿瘤。我有 3 个肿瘤，而且已经 63 岁了。我的生命只剩下 4 ~ 7 个月。最早 5 月，最晚 8 月，我将会死去。我活不到 64 岁了。

米雷克正在开车，我坐在他旁边，不禁开始思考这个家庭的未来。我需要写下遗愿，为我的资产建立一份信托，使它们处理起来更简单些。我想让遗产的分配公平合理，没有争论，不需要律师，也没有纠纷。

"米雷克需要卖掉房子。"我对坐在后座的格西亚说，"他需要搬到离你们几个孩子或我妹妹更近的地方。"

"别说了，妈妈。"格西亚说"让我们说点高兴的事。我们计划进行越野滑雪。你会喜欢的。"我不再谈论我的计划，因为知道我冷酷的准备会伤害到他们。但我仍在静静思考着。

米雷克不能一个人生活。他一个人待在屋子里，一切都和从前一样，唯独没有了我，这对他来说得有多难！如果他去世了，我会有什么感受？一个人回到漆黑的房子里，我的衣服仍在、耳饰仍在，生活似乎如常，但我不在了，他会多么孤独？

---

① 根据病情发展过程和后果，预计其发展变化和最终结果。预后一般取决于患者的年龄、营养状况、疾病类型、病情轻重及免疫力等。

我为他感到难过，眼里满是泪水。我担心他们会看到我哭泣。我擦去眼泪，不再想这些事，但格西亚注意到了。"妈妈，一切都会好起来的。"她温柔地说，"米雷克会过得好好的，我们也是，别担心。"我当然会担心，为他们，也为自己。

我们都在格西亚和杰克位于纽黑文的家里过夜。我们的外孙塞巴斯蒂安和卢西恩欢呼雀跃着，欢迎我和米雷克。他们并不完全明白发生了什么,但他们知道 Babcia（波兰语"外祖母"）病了而且所有人都非常担心。

这间房子充满了意义和回忆。1989 年,当米雷克、格西亚、维特克和我第一次来到美国时，我们住在一间出租公寓，公寓位于弗吉尼亚州亚历山德里亚市（Alexandria）的一间联排住宅里，周围全是来自世界各地的移民。公寓的规模让我们欣喜若狂。这是我们住过的最大的地方，每个孩子都有一间卧室，看起来像一座官邸。

我们没有家具，一位同事借给我一个超大充气床垫，我和米雷克共用。我们在一场宅前旧货售卖中买了一些泡沫垫，每个一美元，让孩子们躺在上面睡觉。在一场教堂售卖中，我们花了 35 美元买了镀铬的桌子和配有黄色的塑料靠垫的破旧椅子。几周来，我们经常坐在地板上，用纸板箱当桌子，现在有了这些桌椅感觉很奢侈。

格西亚最先提到，只有那些在住宅区从校车上下来的孩子才是新移民。其他孩子（她指更富有的孩子）住在好街区的独栋房屋。我们研究买房需要花多少钱，发现按揭的费用和房租大致相同，而这笔钱会花在我们自己的房产上！这是一种启示。拥有自己的房子，这种想法既让人兴奋，又完全陌生。

我们开始寻找负担得起的房子，在《华盛顿邮报》（Washington Post）的房地产板块，我们发现一处位于弗吉尼亚州安嫩代尔的房子，离我们住的地方非常近，有着殖民地风格的独栋大房屋和精心养护的院子。我们购买的房产因年久失修而格外显眼，前院里不时可见裸露的土地和巨大的树根，房子也有很多地方需要修理；但它背靠树林和溪流。最重要的是，这是我们的土地，只属于我们自己。

格西亚和维特克现在都有了自己的漂亮的三层楼。维特克和夏安妮住在匹兹堡的波西米亚区，格西亚和杰克的家是一幢天蓝色的维多利亚式建筑，在距耶鲁校园一英里的一条安静街道上。每次我们去看他们时，看着他们的成就，我心里就会溢满骄傲和爱意。看到格西亚和杰克的可爱孩子们，我的外孙卢西恩和塞巴斯蒂安时，我也有同样的感受。

这些孩子的一切都让我欢欣若狂。他们头发和皮肤的气味令人沉醉、不可抵抗。我喜欢他们的笑脸，他们有趣的、不平整的大牙齿，他们被汗水打湿的乱糟糟的头发，他们小小的身体充满了活力。对我来说，没有什么比来看他们和他们一起做游戏，给他们读书，陪他们去学校更喜爱的事了。我努力珍惜他们童年的每时每刻，因为这些时刻转瞬即逝。

祖母辈对孙辈的这种不可遏制的爱究竟来自哪里？ 40年前，格西亚出生时，我的婆婆高兴得又哭又笑，对第一个孙辈满是宠爱。婴儿脸上每个表情的细微变化，小手、小脚的每个动作，都让她快乐兴奋地拍手。我当时为她感到尴尬。然后，2006 年格西亚的孩子塞巴斯蒂安出生了，我也相似地成了一个溺爱孩子的外祖母。

3 年后，卢西恩出生了，这种情况又重复了一次。成为外祖母，激发了我的情感洪流。就像我的外祖母喜欢我，对我表现出无条件的爱一样，我发现外祖母的爱是无边无沿、令人惊讶、情意绵绵，能让一个人的大脑充满情感的洪流。这种爱也非常令人欣慰和幸福。我从未像现在这样为不能更多地陪伴这两个可爱的小男孩而感到如此绝望。

第二天早上，星期一，我们一起送塞巴斯蒂安和卢西恩上学。想到可能从此以后就见不到他们了，一股悲伤袭上心头，这股悲伤在我的身体里涌动，让我的喉头发堵。我亲吻他们的头，闻着他们头发的味道，拥抱他们小小的身体，然后离开。

米雷克、格西亚、夏安妮、维特克和我继续向北，杰克留下来照看孩子们。他随后将与我们会合。又下雪了，我们驱车穿过呆板、单调的风景：白色的道路、交错着黑色河流的白色野地、黑色的树干和树枝像是白纸上的铅笔素描。一个冻结的世界。

我感觉自己也被冻住了，脆弱得像一层冰。在错误的地方稍一触碰，就会破碎。

明星医疗团队和"2015 年暴雪"

我们在中午前到达波士顿。玛丽亚已经与布莱根妇女医院和附属丹娜－法伯癌症研究所（Dana-Farber Cancer Institute）的多位医生安排了今天的预约。我的黑色素瘤肿瘤科医生斯蒂芬·霍迪（Stephen Hodi）在丹娜－法伯工作，而温暖体贴又一丝不苟的放射肿瘤学家阿亚尔·A. 艾泽尔（Ayal A. Aizer）和神经外科医生伊恩·邓恩（Ian Dunn）在布莱根任职。他们会一同为我治疗。

每次会面我们都有 6 个人参加：格西亚、维特克、夏安妮、米雷克、玛丽亚和我，加上医生、护士，有时还有一位住院医生或助理医生。有时候医生不得不问哪一个才是病人，这让我们乐不可支。房间里挤满了人，都是我高大、帅气的家人，我妹妹和我是最矮小的。每次就诊，工作人员都不得不添加椅子。

每位医生都为我做了简单的视力测试：他伸出一只手的食指和中指，呈 V 字形，然后在我的四个视觉象限内上下左右移动，并询问我是否能看到。当 V 字移动到右下象限时，我就看不到了。

紧接着我又做了一次磁共振成像及 CT/ 正电子发射断层成像（PET）扫描，它可以显示快速分裂的癌细胞的位置。我们和艾泽尔医生谈了很久，他详细解释了为何要先手术处理出血的肿瘤，然后对患处和另外两个肿瘤进行放疗。他事无巨细地做着解释，花了几小时讨论扫描的问题。我的肿瘤科医生霍迪医生是黑色素瘤尖端治疗方面的世界知名专家。他说必须先进行手术和放疗，然后才能采用其他疗法。他的解释令人信服，我们都同意他提出的治疗方案。

当我们等待会见神经外科医生时，格西亚看着我的病历，惊叫道："天啊，你的外科医生是伊恩·邓恩，他是我在医学院时的朋友。"

"他怎么样？"我问道。

"棒极了！"她肯定地说，"非常勤奋好学。"

我的家人挤进狭小的办公室，格西亚和我坐在检查台上，这时邓恩医生和他的助手进来了。他和格西亚聊天欢笑。

"真巧啊！"他说。

邓恩博士拖起电脑上的扫描图，指着上面可怕的形状。我飞快地瞥了一眼，然后把目光移开。虽然我研究过大脑，但我不想在自己的大脑受到损伤时看到它。我不喜欢看到本应是健康的灰色组织的地方出现可怕的黑点。

正如我的眼科医生和我怀疑的那样，造成我的症状的肿瘤位于初级视觉皮层（Primary Visual Cortex），在头部后方的枕叶，因此会影响我的视力。肿瘤大小如一粒大葡萄干，位于两个脑回之间的狭谷——脑沟之中，像一只小小的黑色绵羊隐藏在两座山的裂缝中。我告诉自己，尽管肿瘤在出血，但幸好不是出现在最糟糕的地方。如果出现在脊髓（Spinal cord）上，我可能会瘫痪。如果在控制呼吸等基本生命功能的脑干上，手术可能会因为太危险而完全无法进行。

很幸运，肿瘤长在不危及生命但能让我感知的地方。如果肿瘤没有明显症状地发展着，如果我的手没有消失，把我吓个半死，可能在我们意识到出现问题前，肿瘤已经变严重了。到那时候我肯定会死去，真是不幸中的万幸。这粒脏兮兮的小葡萄干正在挽救我的生命，至少现在如此。

邓恩医生解释说，他会为我止血并摘除肿瘤。随后会在实验室里检查肿瘤是否为黑色素瘤，如果是，又属于哪一种。

"我会失明吗？"我问道。手术总是充满严重风险，就我的情况而言，可能会损伤枕叶，造成失明。

"理论上有可能，但应该不会，"邓恩医生说，"不过即使不会失明，你可能会出现视力问题，也可能手术后不会再醒来。虽然这种可能性极小，但我必须告诉你所有的风险。"

他的年轻的男助手，精力充沛、性格开朗，递给我一份知情同意书，列出了所有可能出现的可怕情况。我签了名，和家人一起离开。

手术计划于第二天进行，那天是 1 月 27 日，星期二。一场巨大的暴风雪正在袭来，这场雪后来被称作"2015 年暴雪"，这场自东北方向袭来的暴风雪在美国东北部和加拿大降下了成吨的大雪。我们驱车赶往我妹妹位于波士顿郊区的房子时，雪已经开始飘落。狭窄曲折的道路湿滑难行，很快被白雪笼罩。丰田车经常打滑，我们紧张得屏住了呼吸。

暴雪封锁了我们周围的世界，所以我的手术耽搁了两天。大雪堆积到我妹妹房子的窗户。暴风雪过后，屋外风光旖旎，安静祥和。我和格西亚、维特克一同走进树林，积雪没过了大腿。雪花轻盈蓬松。我躺下来，堆雪人。笑声在树林里回荡，活着如此美好。

由于手术推迟，我把时间花在了享受家庭生活上，完全不去想肿瘤的事。我是大脑研究方面的专家，现在却被自己的大脑背叛了。当我在大脑银行中第一次用手掌托起大脑时，我可以超然地欣赏它的精致，因为那不是我自己的大脑。现在，当我通过精挑细选了一个技术精良的医生团队来参与自己的治疗时，我不想看到自己的磁共振成像结果，也不想思考脑中正在发生些什么。我的大脑给我的生命带来了致命的危险。

时间到了星期四，道路还没被清理干净，我们驱车回到波士顿。

那天早晨交通繁忙，要到达医院似乎遥遥无期。街道上塞满了车辆，在深深的雪中缓慢移动。天气预报说会有更多的降雪。最终，我们还是到了。我所有的家人，包括杰克都与我在一起。杰克把孩子们留给了住在纽黑文的妈妈，然后来找我们。

上午晚些时候，我们进入一大片带有半私密隔间的区域，那里配有睡椅和舒适的扶手椅，可为家人提供一些私密空间，让他们在这里等待深爱之人从手术室出来。我的家人带了各种自娱自乐的东西：书、游戏、电脑。他们被告知等待时间可能会很长，暴雪也可能会造成延迟。过了两三个小时，我才被带到术前区域。我们的情绪都很好，开着玩笑闲聊，似乎在参加一场聚会，只是感觉空气中充满了紧张的气氛。

叫到我时，我在米雷克和我妹妹的陪伴下走进术前区域。

护士检查了我的身体，见了麻醉师，再次见到了邓恩医生。我没有一丁点的害怕，只是感到如释重负，手术最终进行了。我很快就会被麻醉，不再知道或记得任何东西。

我坐在术前室里，护士给我打了一剂强效镇静剂，不一会，我便开始神思恍惚了。我的脑中一片黑暗，没有意识到这次丧失知觉只是我漫长而危险的旅程的开端。

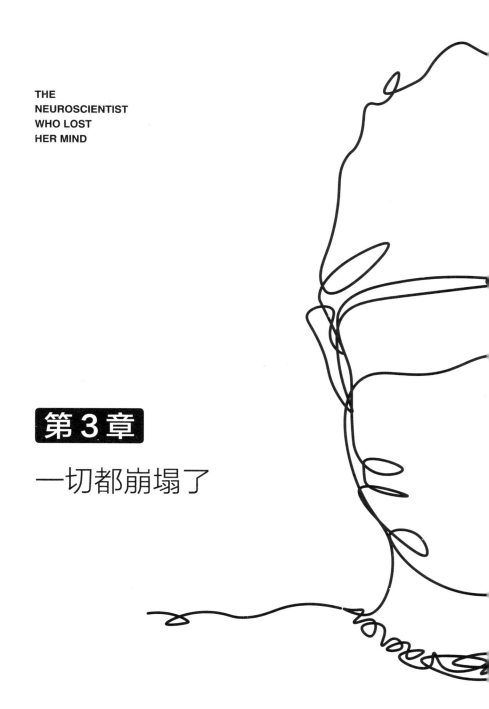

THE
NEUROSCIENTIST
WHO LOST
HER MIND

第 3 章

一切都崩塌了

黑色素瘤与家族宿命

我刚一丧失意识，邓恩医生便从我的头骨后方钻孔，直到枕叶处出血的肿瘤。他相当轻松地找到了那粒"脏兮兮的葡萄干"，它长在初级视觉皮层的褶皱之间。

在他的手术团队的帮助下，邓恩医生摘除了肿瘤，抽干净出血，然后把为了进入我的大脑而挖去的那部分头骨放回去，使用钛螺丝将骨头密封，最后缝合头皮。为了缝合紧密，他将我的头皮皮肤沿五英寸长的切口折叠，使切口就像一条贴在后脑上的肥蚯蚓。切口随后将逐渐变平，成为干净的伤疤。

几小时后，我睁开了眼睛。

我注意到的第一件事是，我能看见，我没有失明！我能看到视野里的所有地方，上下左右都能看到。我环顾医院病房的四周来测试自己的视力，我把手指呈 V 字形伸出，然后像手术前我的医生做的那样在四个视觉象限内移动。完全没有问题！不论 V 字放在那里，我都能看到！不再有消失的手，不再有被遮挡的视野，不再有什么不正常的东西。肿瘤和出血并没有对我的枕叶皮层造成永久性伤害。

我如释重负，但仍有一个担心。

邓恩医生告诉我们，肿瘤似乎是转移性黑色素瘤。得到实验室结果后，只需几天我们便可以确知。在此期间，我们只能反复思量，可能正如我们所害怕的那样，我极有可能会与这种可怕的癌症再战斗一次。

黑色素瘤是一种极为少见但非常危险的皮肤癌，每年的确诊患者约为 130000 人，其中大部分人和我一样是白皮肤。该病由黑色素细胞（Melanocyte）发展而来，这是一种携带深色皮肤色素（被称作黑色素）的皮肤细胞，可保护深层皮肤层不受阳光损伤。许多黑色素瘤开始时是痣，而这种无害的黑色素细胞增生会随着时间推移发生癌变。

一旦出现癌变，黑色素瘤会有转移的倾向，经常会从皮肤的原始位点扩散至淋巴结和器官，特别是肺、肝和大脑。一旦扩散到大脑，它就几乎到了晚期。

我们知道，我相当于收到了死亡通知。

毫无疑问，我将死去。我的家人、医生，还有我自己对这一点都确定无疑。我们没有大声讨论这件事，但这一可怕的事实在我们中间徘徊不去。

1月29日，星期四。那天晚上，我筋疲力尽的家人赶往我妹妹的住所，我一个人待在医院疗养。我躺在床上，没有感到疼痛，却无法入睡。我服用了大量类固醇，防止大脑出现肿胀，它的副作用之一是导致失眠。我醒着，脑海里满满的都是回忆。

夜已经深了，负责观察我病情的重症监护室护士拉来一把椅子，在我的病床边坐了下来。窗外雪花飘落，我那倾诉的冲动涌起了。我告诉了她以前从未说给别人的事情，那些我以为已经留在了波兰的痛苦往事。我说了一整夜。

第二天早上，维特克和夏安妮先到了。医院病房里一片沉静，我也和他们分享了这些故事。我确信我将死去，我想让他们了解我的故事，这也是他们的故事。我尤其想让维特克对他的爸爸维托尔德（Witold）多一些了解，他的爸爸是一位卓越的计算机科学家。

我讲述这些故事，也有一个自私的原因：我想表达对于体内病变的恐惧，也想提醒孩子们这种以极痛苦的方式重复出现的家族历史。我儿子7岁时，他爸爸也是死于这种癌症：转移到大脑的黑色素瘤。

我的丈夫告诉我他的病情时，维特克还是个蹒跚学步的孩子，他的姐姐格西亚才 5 岁。那是 1980 年 6 月，波兰华沙一个炎热晴朗的日子。我当时 29 岁，是一位年轻的妻子和母亲，正切着蔬菜准备做晚餐。维托尔德走进家，他的脸因恐惧而扭曲变形。

维托尔德说的话如此令人恐惧，我一时手足无措。当天早些时候，他去当地一家医院看皮肤科医生，因为他在后背上发现了一颗黑痣。医生看了一眼，宣布维托尔德患上了黑色素瘤。

维托尔德说："他说我很快就会死去，最多还能活 8 个月。"

我想呼喊，却发不出声音。最后，我喊道："他肯定搞错了！"

这个医生肯定是一个庸医，是波兰医疗体系中众多糟糕的医学专业人士中的一个。维托尔德非常健康，只需看一眼便可以知道。他潇洒帅气、肩膀宽阔、肌肉发达，热爱游泳和跑步，当时波兰还很少有人为了锻炼而跑步。我们有两个完美的孩子，是一个美满的年轻家庭。按照波兰的标准，我们的生活水平不错，也获得了世俗意义上的成功。我们刚刚在伊利诺伊大学厄巴纳 - 香槟分校（University of Illinois at Urbana-Champaign）度过了 1978—1979 学年，维托尔德凭借富布赖特奖学金（Fulbright scholarship）在那里学习。对于未来，我们有着雄心勃勃的计划，癌症可不在计划之中。

第二天一早，我们匆忙赶到同一家官方指定的华沙医院看病。医生面色凝重，态度冰冷，仍然重复着最初的诊断：维托尔德几个月内就会死去。他说："这种病没得治的，准备后事吧。"我感到眩晕。一名护士把一片安定（Valium）放到我的手掌中，然后把我们领出门。

"这件事，我们不要告诉任何人。"那天晚上我们躺在床上时维托尔德对我耳语道。在当时的波兰，人们对癌症怀有误解。即便在我们受过教育、思想开明的朋友中，癌症也被视为一种软弱的象征，意味着丧失了对生活的控制。讨论癌症是一种禁忌。

几天后，一位肿瘤科医生确认维托尔德患上了黑色素瘤，并安排立即做手术。几周内，黑色素瘤被切除了，维托尔德开始接受化疗。

肿瘤研究所（Institute of Oncology）位于华沙瓦维尔斯卡街（Wawelska Street），这里的注射病房气氛压抑、令人恐惧。更糟糕的是，像当时的大多数人一样，我们对化疗几乎一无所知。没有人告诉我们会出现什么情况，或者治疗会达成什么效果。医生和工作人员不和患者沟通，家属只能完全依靠自己。那时候，还没有互联网，获取信息并不容易。

然而我很清楚，我们的形势很严峻。癌症，尤其是黑色素瘤，被视为不治之症。极少有患者能活下来。

几周过去了，维托尔德并没有死去。经过手术和几轮化疗，他回到了正常的生活，我也很快开始忘记他曾得过癌症。我不只是忘记，而是有意将他的疾病从自己的意识中清除。我把它放进意识的黑暗角落，盖上一层层表面的快乐，用伏特加和聚会将它封锁起来。

维托尔德的病像一场噩梦，不管在潜意识里如何深藏，它仍然笼罩着我们。维托尔德变得越来越孤僻，我们越是否认疾病的严重性，就越使彼此分离。我很害怕，尽管我努力去相信自己并不害怕。恐惧让我们更加孤立，彼此渐行渐远。

到了 1981 年底，我们的婚姻每况愈下。

当我爱上另一个男人——米雷克时，我和维托尔德的婚姻已经名存实亡。每次投入米雷克的怀抱，我都习惯用这个事实来安慰自己。他稳定的陪伴也正是我的孩子们和我所需要的。维托尔德很难接受我不忠的消息。他去了法国，从我们的生活中消失了。之后的两年里，他来看过孩子们几次——往返于西方并不容易。

有一次来访，当维托尔德正要离开我的公寓时，他在门口转过身，告诉我说，我是位伟大的母亲。一直以来，我都在无条件地为孩子们付出，遮风挡雨，他甚至嫉妒我对孩子们的信念和奉献。他很悲伤，但又温暖、谦逊。他和我吻别，这是他几年来第一次对我表现出友好的姿态。

我当时并不知道这将是维托尔德对我说的最后的话。1985 年 5 月，就在那次来访华沙几个月后，他在法国波尔多（Bordeaux）的一家医院去世了。癌症已经转移到了他的大脑，而当时还没有治愈那种脑癌的疗法。

当我得知这一消息时，我的身体不受控制地颤抖。我告诉孩子们时，他们也伤心地哭泣。他们年龄太小，不能参加葬礼，我决定和我的家人以及维托尔德的家人一起参加葬礼，于是孤身前往。后来，当我试着和孩子们提起他们爸爸的死亡时，他们都不想谈论这件事。

时光流转，我们都以自己的方式努力生活。但维托尔德的死亡仍笼罩在我们周围，黑色素瘤对我们的家人有特别的意义。

阿姆斯特朗信条：活下来才是胜利

2015 年 2 月 1 日，星期天。我的手术过去了 3 天，已经恢复得可以出院了。米雷克和我赶往我妹妹家，我会在那里继续疗养，同时与医生保持紧密联系。

为了防止大脑水肿，我服用了大量类固醇，这让我感觉自己像个超级英雄，充满无穷的能量。我成了一个被兴奋剂驱动着的疯婆子。我从波士顿给 NIMH 的行政、临床和科学主管发了一系列的电子邮件，告诉他们我死前想让他们知道的所有事情。这些电子邮件虽然内容合理，但数量很多，并且很长，非常详细，这是类固醇带来的躁狂能量的迹象。

我的思绪如洪流，难以阻挡。我不停地说话、写东西。我写了一页页有关自己生活的内容。我需要确保自己过去的生活不会湮没无闻，即便这种疾病吞没了我。而这种可能性非常高。尽管我身体健康，热爱生活，对周围的人也充满热爱，但我将死去，而且可能很快。我知道这一点，我的家人也是。为参加铁人三项而进行的训练结束了。我知道，我的生活也将终结。

但是不经过抗争就放弃，这不是我的行事风格。奇怪的是，我竟然感觉很乐观。自从我的第一任丈夫因黑色素瘤死去，我一直关注着这种可怕疾病的最新研究进展。每次读到一项医学进展，我都会想起维托尔德，并想知道：如果他活得足够长，可以接受这种治疗，结果会怎样？他会活到今天吗？想到这一领域的惊人进展对他来说来得太迟，就令人心碎。

目前，治疗癌症的最新也最有前途的方法是免疫疗法

（Immunotherapy）。这种前沿疗法可以调用身体自身的防卫功能来抵抗疾病，使免疫系统能够识别并摧毁在其他疗法下会成功脱逃的癌细胞。研究机构、科学期刊，甚至报纸和电视新闻节目都把免疫疗法宣传为数十年来，甚至整个医学史中癌症治疗方面最激动人心的进展。

我的黑色素瘤肿瘤科医生霍迪医生是癌症免疫治疗领域的知名专家，他在 2012 年为我治疗了脖子上发现的黑色素瘤。尽管我们仍在等待实验室的结果，根据邓恩医生的评估，霍迪医生确信我患上了转移性黑色素瘤。我从手术中恢复过来并接受放射治疗后，我们将讨论其他的治疗选项。免疫疗法会是其中之一吗？这是我最好的希望，但我知道治愈的可能性很小。

现在是 2015 年，关于使用免疫疗法有效治疗脑瘤的报告尚未出现，而最新的药物还没有应用于脑内的转移性黑色素瘤。据我所知，像我这种情况的患者注定没救。

我可以轻易感到绝望。在许多年前，我从兰斯·阿姆斯特朗（Lance Armstrong）这个不太可能的对象那里学到了重要的一课。2007 年，我父亲罹患结直肠癌，生命垂危。我往返于美国和波兰之间照顾他。在漫长的航程中，我读了很多书，包括有一晚读的阿姆斯特朗描写从癌症中幸存的回忆录：《重返艳阳下》（*It's Not About the Bike: My Journey Back to Life*）。

当时，我尚未开始与癌症的斗争，但阅读阿姆斯特朗的书仍让我感动流泪。我很认同他的竞争精神，他对待疾病的方式也让我印象深刻，特别是在看似无望，而他注定要英年早逝的时候。当一些医生放弃了他，而他没有医疗保险也没钱支付治疗费用时，他转而自己去钻研所患的癌症：转移到了肺部和大脑的睾丸癌。然后，他找到了全美国治疗这种病的最好的机构和专家。

阿姆斯特朗坚信，人必须要依靠自己。你不能单纯依靠医生、家人或其他人。不管病得多重、感觉多疲惫，你都必须对自己负责。了解关于你的疾病和诊断的一切，找到最好的医生，查明医生给你提供的药物和疗法，他们应该怎么做。不停地研究、提问，反复确认医生所讲的内容，听取其他的观点。所有这些都需要你自己做主，因为最终是自己为自己的健康负责，而不是家人、爱你的人或希望你活下来的医生。当然，你需要一个支持团队，但最终是你自己跑完这场比赛。

将治疗比作比赛，并非空泛的比喻。正如阿姆斯特朗所写，在高水平运动比赛中，痛苦是比赛过程的一部分。只有对身体和精神痛苦具有较高的承受能力，才能越过终点线。作为一名马拉松选手和铁人三项选手，8 年前读这本书时，我对他表达的意思感同身受。现在，面临着人生中最严峻的挑战，我知道这些我深爱的体育比赛对于我承受甚至战胜未来的挑战来说，可能是极好的准备。

我已经为这场将持续一生的比赛做好了准备。我对身体的痛苦有很强的承受能力，也已经将自己训练得不管发生什么都永不放弃。现在，我要再次面对这种疾病最致命的形式，这种"我能行，我会成功"的态度成为我的生命线。出色的医疗护理和坚忍不拔的意志挽救了阿姆斯特朗的生命。我希望这也能挽救我的生命。生命是最高的赌注，活下来才是最终的胜利。

因此，尽管存活的概率很低，我的家人和我仍开始尽可能地学习有关转移性黑色素瘤的一切。幸运的是，对于这个任务，我们都训练有素：维特克是一名神经科学家，格西亚是一名医师，我的妹妹玛丽亚是一名在肿瘤放射科工作的物理师，米雷克是一位聪明、冷静、逻辑清晰的数学家。我们一起研究转移性黑色素瘤的机制和有可行性的最佳疗法。我们在医学期刊上搜寻最新的研究，并拜访了一位又一位医生。

诚然，我对自己即将死去这一想法感到恐惧，但我不允许自己变得沮丧。我没有缩成一团或哭泣。如果我有存活的机会，悲伤只会消耗我必要的宝贵能量。

这不是我第一次拒绝轻易放弃。6年前，在开始接受乳腺癌化疗前，一个相识的人告诉我，乳房切除会引起剧痛，化疗会让我筋疲力尽，寸步难行。她说要给我寄来一件我会用到的礼物。几天后，一个邮件到了，里面是几件带有圆点花纹的柔软睡衣，还有一张写有她的祝福的字条，上面说让我准备好在床上待很久。

尽管我很感谢她的礼物和祝福，但她却错得离谱。

切除乳房后，我确实卧床了两三天。到第四天，我站了起来，到外面散步，急于回到正常的生活。我决心尽量忘掉自己的痛苦和不适，只关注恢复的进度。一看到睡衣，我就受不了，就把它们送人了。

这件事成了我们家的一个笑话。当我收到新的诊断时，米雷克和我的孩子们问道："我们需要送你圆点花纹睡衣吗？"我想，*我根本不需要*。

我不想自哀自怜，自怜会摧毁我的镇定，它比其他任何事更加消耗精力。

但我也不清楚情况会变得多么糟糕。

放疗、免疫疗法，还有靶向治疗……

3月中旬，大约在我做完神经外科手术一个半月后，一系列磁共振成像显示多个脑区出现了新的小病变（组织异常

79

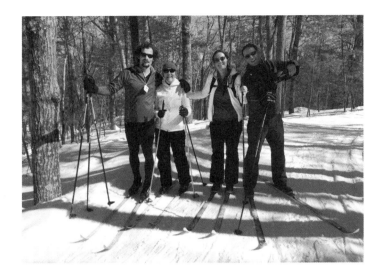

图 3-1　维特克、我、格西亚和杰克（从左至右）在波士顿郊外进行越野滑雪，时间正好是我做完切除枕叶皮层上的肿瘤的脑部手术一个月后

的区域）。它们极有可能是肿瘤，尽管单纯从磁共振成像上很难认出来。

　　我在布莱根的放射治疗肿瘤医生艾泽尔医生认为立体定向放射外科手术（Stereotactic Radiosurgery，以下简称SRS）是治疗肿瘤的最佳选择。SRS 会将高剂量辐射集中到单个肿瘤上，从而使肿瘤萎缩消失。另一个方法是全脑放疗（Whole-brain Radiotherapy），这种疗法会对整个脑部进行低剂量辐射。但艾泽尔医生说全脑放疗并非黑色素瘤的最佳疗法，因为只有高剂量辐射才能杀死极端恶性的肿瘤细胞。不管怎样，我不想考虑使用那种焦土方案。毕竟放射不是什么良性的手术，它的目的是杀死细胞，然而它无法区分癌细胞和健康的细胞。一想到我的整个大脑都笼罩在破坏神经元的辐射中，我不禁毛骨悚然。

对于患有晚期脑部黑色素瘤和有很多脑瘤的患者来说，SRS 是不可行的，因为需要进行高能辐射的位点太多了，这会造成危险的脑组织损伤。我对此非常担心。幸运的是，现在我的脑中只有几个肿瘤，SRS 的靶向方法可能正适合我。因此，医生把我固定在轮床上，让我戴上定制的面罩以保持头部不动，然后使用精准的高能辐射束轰击几个小肿瘤，希望它们能萎缩并消失。

靶向放疗并非一劳永逸的解决方案。如果新的肿瘤继续出现（很明显会这样），我的大脑会挤满致命的病变。到那时医生会停止放疗，因为放疗已经无用了。大脑能承受的放射量有限，超过这个限度，就会造成永久性损伤。肿瘤会继续增长，压迫大脑，在狭窄的头骨空间内造成水肿。最终，我会进入昏迷状态。如果水肿挤压头骨底部的脑干，使我丧失呼吸的能力，我就会死去。

我必须做一些戏剧性的事情，找到一些可以挽救生命的前沿方法。如果没有一些更积极的新疗法，我会在几个月内死去。家人和我继续阅读医学期刊中发表的每项新研究。我们拜访波士顿的黑色素瘤专家、临床医生和研究人员，收集信息，并分析他们的建议。我也隐隐希望，我的黑色素瘤肿瘤医生，丹娜 - 法伯癌症研究所的霍迪医生可以推荐一些全新高效的免疫疗法。

但当我们拜访霍迪医生时（自我进行脑部手术后，我们已经很久没见面了），他听到我有了新的脑瘤后，神情变得严肃。令我失望的是，他说不确定免疫疗法此时是否适合我。他解释说，医生尚不确定免疫疗法是否可以成功治疗脑内的晚期黑色素瘤。我在自己研究时也有这方面的疑虑。拜访结束时，霍迪医生提到参加波士顿的一次临床实验的机会。但我不确定是否要去，毕竟到离家这么远的地方参加实验挺难的。

我们确实不知道下一步该怎么做。于是我们继续搜索，并拜访了麻省总医院（Massachusets General Hospital）的基思·弗莱厄蒂医生（Dr. Keith Flaherty）。他打着领结，是一位性格温和、知识渊博的医生。他花了一个半小时解释黑色素瘤的新疗法。他不但是靶向治疗（一种能够指向癌细胞中的特定分子的、颇有前途的疗法）的专家，也是治疗黑色素瘤中特定突变的专家。尽管弗莱厄蒂医生在靶向治疗领域富有经验，他还是建议我先尝试免疫疗法。

他告诉我们，乔治城的隆巴迪综合癌症中心（Lombardi

Comprehensive Cancer Center）将在极受尊敬的肿瘤医生迈可·阿特金斯的指导下，开展一项针对黑色素瘤脑瘤患者的免疫疗法临床试验。迈可·阿特金斯医生也是 1 月我的脑部发现肿瘤时，我的乳腺癌医生为我推荐的那位肿瘤医生。

弗莱厄蒂医生告诉我们："阿特金斯医生非常棒，我和他一起工作过，你应该在那里接受治疗。你住在那个地区，治疗应该非常方便，他是位了不起的医生。"

考虑到我的预后极差，我的家人和我认为，最好的方法是用各种可用的武器攻击黑色素瘤：放疗、免疫疗法，可能还有靶向治疗。"如果所有这些方法都用了，那我们就是竭尽所能了。"弗莱厄蒂医生带着鼓励的微笑说。

3 月将尽，在接受神经外科手术大约两个月后（期间我又做了几个疗程的放疗），我终于离开波士顿，回到弗吉尼亚的家中。头部后方的切口已经变成一条长长的伤疤，清晰可见，我的头发因为手术而剃掉了，现在还没长回来。

我的白色自行车在等着我。它孤单地待在车库的黑暗角落，责备地看着我，像是在问："如果你快死了，为什么还把我带到这里？"我轻轻地拍着它柔软的白色车把手，自这段严酷的考验开始后，第一次哭了。"我保证会骑着你的。"我小声说着。

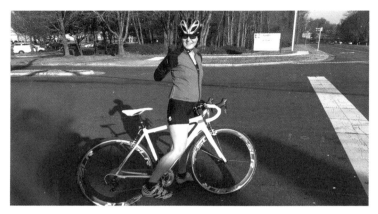

图 3-2　脑部手术大约两个月后，我试着在弗吉尼亚州安嫩代尔郊区的街道上训练

一天后，我兑现了诺言。我爬上车子，开始沿着附近安静的街道缓慢骑着，小心地控制方向，所幸没有摔下来，伤到最近经过缝合和辐射的头部。

医生们告诉我，放疗后，我必须等待几周才能开始另一项治疗。因此，到了 3 月末，米雷克和我，还有格西亚、我妹妹玛丽亚和她丈夫雷沙德（Ryszard）一起逃到夏威夷大岛（Big Island of Hawaii）去忘记关于死亡的黑暗想法，从彼此身上汲取力量。米雷克、格西亚和我沿着熔岩高山骑行了 200 多英里。我的视力良好，大脑工作如常，也没出现任何症状，我相信自己正变得越来越好。

我满怀乐观，开始每天跑步几英里，像以往一样充满活力地锻炼。在开阔的海洋里，我沿着即将举行的著名的熔岩人威可洛亚铁人三项（Lavaman Waikoloa Triathlon）的部分赛道游泳。一时兴起，我甚至参加了一场沿着熔岩地的 5 公里比赛，并在我所在的年龄组获得了第 4 名。

经历了过去两个月的混乱状态后，我们在夏威夷获得了一次幸福的、得以喘息的机会。但在脑海深处，我仍然不断思索着弗莱厄蒂医生的建议。我想象着乔治城的免疫疗法试验可能会是什么情况，如果我回家后能够参加试验，它是否会有效果。如果没有，之后该怎么办呢？我还能继续跑步、骑自行车、游泳吗？还能否再次看到这个美丽的地方？我的家人呢？这会是他们与我共度的最后的美好时光吗？

在夏威夷的每个夜晚，我们 5 个人躺在小别墅前方的热带草坪上，手牵着手，一连几小时凝视着辽阔、闪烁的夜空。我不想死。我伸出脚，用大脚趾去触碰星星，一颗又一颗，许下一个又一个愿望。不一会儿，5 双脚在群星间舞动，划过那片既是我们的来处，也将是我们归处的浩瀚星空。我们现在在一起，紧紧相依。

4 月初，当我们从夏威夷回来时，我给乔治城医学院的阿特金斯医生打了电话。乔治城医学院离我们住的地方约 20 英里。两天后，米雷克和我与阿特金斯医生见了面。

阿特金斯医生对即将开展的临床试验的方案做了说明。

该临床实编号为 CA209-218，在 66 个地方进行，参与者包括来自美国和加拿大的数百人。他解释说，每三周会在我的经脉中同时注入两种单克隆抗体药物的组合（被称作检查点抑制剂），以改善我的免疫系统。

这些药物预计将教会功能失调的 T 细胞（会被癌症欺骗而忽视此类疾病）如何识别、攻击并（如我们所愿）杀死入侵身体的黑色素瘤细胞。药物易普利姆玛（Ipilimumab）和纳武单抗（Nivolumab）用于治疗晚期黑色素瘤。

它们分别于 2011 年和 2014 年获得美国食品药品监督管理局（FDA）的批准，并在极短时间内革新了这种被视为绝症的疾病的治疗方式。阿特金斯医生说，两种药物联合使用比单独使用更有效，但出现严重的不良反应的风险也更大，包括严重的皮疹、甲状腺问题和其他自体免疫反应。这种组合已经在转移至脑部的黑色素瘤上得到了使用，不过只有几个病例，疗效不一。

阿特金斯医生和我们分享的内容，有一些是我们已经熟悉的，但大部分我们并不知道。他说，许多年来，化疗一直是癌症治疗的黄金标准，但它对黑色素瘤这种最具入侵性的癌症之一却没有效果。此外，化疗会无差别地攻击所有快速增长的细胞，包括健康的细胞，从而引起许多副作用，从脱发到感染、神经病、恶心、呕吐和疲劳。与之相反，免疫疗法药物并不直接针对细胞，而是治疗患者的免疫系统，使其能够自己寻找并攻击肿瘤细胞。虽然免疫疗法也可能引起严重的副作用，但治疗黑色素瘤的成功希望很大。

之后，好消息来了：阿特金斯医生邀请我加入临床试验。这是天大的好消息。能参加临床试验的患者数量有限。我即将成为一只豚鼠，或者再好一些，一只实验大鼠。我微笑着想。

就在几小时前，米雷克和我意识到，在这场噩梦般的经历中，我们像是到达了一堵墙，什么都做不了，只能等待。现在墙上突然打开了一扇门，我们急于穿过门，虽然不知道在门的另一侧等待着我们的是什么。我们感谢阿特金斯医生，也准备好了拥抱未知。

"会有效果的，"阿特金斯医生保证，"绝对有效，我亲眼见过这种疗法有效。"

我们相信他的自信，他看起来如此确信不疑。

我将进行四次治疗，每 3 周一次，从 4 月 16 日开始，时间就在两周后。但首先我需要做几件事，包括与牙医预约，以确保没有任何紧迫的口腔问题，还要做一系列血液检查。最重要的，我需要再做一次脑部磁共振成像，以确保除了已经进行过放疗的脑瘤外，没有新肿瘤出现。如果有任何新的脑瘤，我就不能参加这次临床试验，至少现在不行。

阿特金斯医生告诉我，试验不适用于脑内存在未经治疗的活跃肿瘤的患者。他没有进一步解释，但我后来通过阅读科学文献得知，没有活跃肿瘤极为重要，也就是说没有尚未进行过放疗的肿瘤。

活跃肿瘤接受免疫疗法时可能会发炎，患者可能会出现严重的脑肿胀，而这可能致命。现在处于临床试验早期，人们关于活跃脑瘤对免疫疗法的反应仍然知之不多，在仍有肿瘤增长的患者身上尝试此种疗法确实过于危险。

我们开车回家，喜气洋洋、充满希望。经过超市建筑工地时，我意识到自己迫切希望看到它完工。我与大脑悄悄做了约定，请求它不要产生新肿瘤，让我能得到免疫疗法注射，这是我的最佳生存机会，也可能是唯一的机会。

别有肿瘤，别有肿瘤，我对大脑说，这是我们唯一的希望。

我不想死

一周后，离试验开始还有几天，我静静地躺着，像一具尸体，接受最重要的一次磁共振成像。我深深忧虑着即将出现的结果，害怕最后的生存机会也被夺走。

第二天我工作时接到一个电话，是阿特金斯医生办公室的护士打来的。

"磁共振成像上显示了什么？有新肿瘤吗？一切正常吗？"

"嗯,一切正常,"她说,她的语气没有我想象的那么激动,"我们4月16日与您见面。"

我欣喜若狂。

我进行了全身CT扫描,这是开始试验前的一项要求,结果显示我的肺部有三个小肿瘤。但我们并没有惊慌。身体其他部分出现肿瘤在转移性黑色素瘤的案例中并不鲜见,因为黑色素瘤细胞会沿血液转移,侵袭其他器官。与脑瘤相比,这些肺部肿瘤的危险程度更低,也更容易治疗,免疫疗法也很可能会杀死它们。即使它们开始时会因治疗而出现肿胀,但不会像脑部发炎的脑瘤那样致命,因此它们的出现并不会让我失去参加临床试验的资格。得知这一消息,米雷克和我非常兴奋。

兰斯·阿姆斯特朗的建议在我耳际萦绕。我决定就新的脑部磁共振成像征求其他的意见。我确实喜欢并信任波士顿的放射治疗肿瘤医生艾泽尔医生,所以给他发了封电子邮件,告诉他我们最近在夏威夷的旅行,提到我将参加免疫疗法临床试验,并询问他是否可以查看下我的磁共振成像结果。

艾泽尔医生回信说,很高兴我的身体如此活跃。"在运动方面,我希望我的病人能做到你经常做的十分之一也好。"他补充说,他认为联合用药免疫疗法"听起来是一个极好的初步计划"。他说很高兴查看我的磁共振成像结果和后续的扫描结果。我用联邦快递寄给他一张磁共振成像结果的光盘。

几天后，4月15日星期三，我一大早就到医院进行血液检查，这是我最后一个试验前测试。如果一切正常（我确信会如此），我就符合临床试验的条件，将进行首次免疫疗法注射，注射安排在明天进行。

早上6:22，我收到艾泽尔医生发来的电子邮件："你好，利普斯卡博士，今天有时间电话联系吗？我想和你说些事情。祝好，艾泽尔。"

这种邮件说的不可能是好事。我走出去给他打电话。樱桃树开满了花，白云在蓝天中滚滚而过，时间尚早，太阳在草坪上投下长长的影子。我因寒冷和担忧而颤抖。

"利普斯卡博士，很抱歉，"艾泽尔医生对我说，"我看到你的大脑里有新肿瘤。它们很小，但在进行免疫疗法前，你应该先对它们进行放疗。"

我简直难以相信他说的话。

"不，我做不到，我没法等了！"我坚持道，"明天我将进行第一次注射！没时间放疗了，他们会把我踢出试验的！阿特金斯医生说我没事。他在扫描结果上没看到任何东西。你确定吗？"

"肿瘤很小。非常容易被漏掉，但它们肯定存在，"艾泽尔医生说，"一个在额叶皮层，可能会危及你的智力和认知，利普斯卡博士，你很清楚这一点。你真的应该在开始进行免疫疗法前治疗这些肿瘤。"

"我不能！"我重复道，"他们会把我从试验协议里踢出去！"

整整半小时，艾泽尔医生试图说服我接受放疗。他反复说，尤其是额叶皮层的肿瘤可能会出问题。如果不做放疗，肿瘤肯定会增长，接受免疫疗法后，还会发炎，造成大脑不受控制地肿胀。这可能很快就会严重损害我所有的最高级的心智功能：思考、记忆、表达情绪、理解语言的能力。简而言之，它会切断所有使我得以为人的东西。如果肿胀过度，甚至会造成死亡。

"当然也有另一种可能，所有肿瘤都会被免疫疗法药物摧毁，不是吗？难道你不这么认为吗，艾泽尔医生？"我问道。

"有可能。"他回应道。他再次说了他有多么抱歉。我向他说了感谢，就挂断了。

我盯着变暗的手机。

见鬼，我死定了。

不论哪一种情况，我都会死。如果我把艾泽尔医生在扫描结果上的发现告诉乔治城的任何人，他们就会拒绝给我注射，而这是我唯一的获救机会。但如果不告诉他们，我也会死，因为这些新肿瘤受到免疫疗法后会杀死我。

我该怎么办？

阿特金斯医生的报告称我没有新肿瘤。他的护士也告诉我扫描结果没有问题。他们认为我没问题，可以接受治疗！难道他误读了我的磁共振成像结果？放射学更多是一门艺术，而非精确的科学，有可能他真的没看到这些肿瘤。艾泽尔医生说它们非常小。

或者可能是艾泽尔医生错了。可能他看到的不是肿瘤，而是其他东西，可能是一处放疗造成的伤疤，或者是一个假影？

我不知道。

我可以推迟治疗，可以像艾泽尔医生坚持的那样先放疗新肿瘤，放疗后等待两周（按照试验协议的要求），然后再做一次扫描。如果那次扫描没问题，那么我或许就能开始进行免疫疗法了，如果此时试验仍有名额的话。但是，如果新肿瘤层出不穷，这就会变成无尽的循环：扫描，发现新肿瘤，放疗，再扫描，再发现另外的新肿瘤，无穷无尽。

我不可能一直对每个肿瘤都进行放疗，那样的话我的大脑就变得千疮百孔了。同时，我也将无法参加临床试验。他们有严格的加入时间限制，无疑会有很多其他绝望的人迫切地想取代我的位置。

这是我唯一的机会。

我本来计划明天开始参加试验。

我该怎么办？

天空如此蔚蓝，多么美好的一天。

不，毫无疑问，我必须参加试验，这是我唯一的希望。

我不会把发现新肿瘤的事情告诉任何人。不会把艾泽尔医生的话告诉阿特金斯医生，也不会告诉米雷克、格西亚、维特克或我妹妹。我是在自己为自己做这个决定。没有什么可以阻挡我参加这次临床试验。比起坐以待毙，我宁愿去冒险尝试。

当天晚上在家里，我没有向米雷克提及任何事情。格西亚打来电话时，我平静地告诉她，我期盼着明天的到来。我没有对自己的困境或所做的决定透露只字。

第二天早上，我保持平静，走进医院，和米雷克一起走进注射室，这是一个大房间，其中有许多用帘子隔开的单独的患者隔间。我签了名，坐在自己的隔间里，阿特金斯医生进来了，后面跟着面带微笑的护士，他和我打了招呼。

"准备好了吗？"他问。

这是我最后的取消机会。

"嗯，一切正常，不是吗？"我问道。

"是的。"他说。

"在治疗期间，你还会做脑部扫描来检查是否有新肿瘤吗？"

"不，未来三个月内，我们不需要做扫描，"阿特金斯医生说，"这个治疗会有效的。"

我看着他离开。我感觉就像一名伞兵从飞机上跳入茫茫黑夜，期盼我的降落伞会打开。

我跳下去了。

我坐在躺椅上，护士透过我的手臂进行静脉注射，药物开始滴入我的血液里。

我把头倚在椅子的背部，闭上了眼睛。

这或许会杀死我。但是如果没有它的话，我肯定会死。阿特金斯医生相信会有效果。而我对这种免疫疗法的信任甚于我对他的信任。

我会活下来的，我告诉自己，我会活下来的。

开车回家的路上，我告诉了米雷克我的秘密。"艾泽尔医生昨天发现我的大脑里有三个新肿瘤，但我没告诉阿特金斯医生，"我说，"没有任何事能阻挡我参加这次试验。"

米雷克的微笑有点犹豫，但他仍点头表示赞同。他说："我明白。"我给格西亚打了电话，也告诉了她。令我惊讶的是，她和米雷克一样，也赞同我的决定。

"勇敢的妈妈。"她用波兰语对我说。

几天后，格西亚和我与艾泽尔医生进行了电话会议。他重申我的脑中有三个正在增长的新肿瘤，如果继续接受免疫疗法，可能会很危险。我告诉他，三个月内我不会进行任何脑部扫描，他听后更担心了。格西亚和我仍对我的决定一致表示认同。我们听着他的观点，但不想听他的担忧。

我那时不知道，挂了电话后，艾泽尔医生走进了我妹妹在布莱根的办公室，告诉她他很担心我。我妹妹听他说完，但知道我已经下定了决心。直到我完成治疗很久之后，她才把这段对话告诉我。

5月5日，第一次注射3周后，我去医院进行第二次注射。米雷克和我早早醒来，开车去乔治城医院，试图在这栋老旧、狭窄的建筑的地下车库中找到一个宝贵的停车位。我们穿过迷宫般的走廊，来到隆巴迪综合癌症中心，途中经过一幅教皇的肖像，医院人员把它当作指示方向的路标。（他们会说"沿着教皇直走，到达注射中心"，或者"如果做磁共振成像，在教皇处右拐。"）

和往常一样，隆巴迪的等候室挤满了病人，一些因化疗秃顶，一些坐着轮椅，一些拄着拐杖跛行。但大部分人看起来健康而正常。技术人员给我抽了血，然后我们等待实验室结果。几小时后，我们见到了医生，他评估了验血结果，以确定我当天是否可以接受注射。这有点像等待知晓我是否中了彩票，和之前一样，我担心会因为血液结果异常或一些潜在的危险而被拒绝治疗。

但这并未发生。我身体强壮，精神乐观，完成了第二轮免疫治疗，没有出现什么大的问题。现在 12 周的临床试验已经过半，而我感觉良好。随着每一滴静脉注射，我都想象着新的勇猛的 T 细胞带领着免疫系统的大军攻击并打败我体内的黑色素瘤细胞。我希望这会发生，希望所有癌细胞都死去，它们必须死去。

我充满了希望和力量。我几乎每天都会跑步或散步几英里。几乎每天，我都去工作，顺利完成任务。我的身体健康，精神不错，我相信自己正在好转。

然后，一切都崩塌了。

我从未想过会这样。

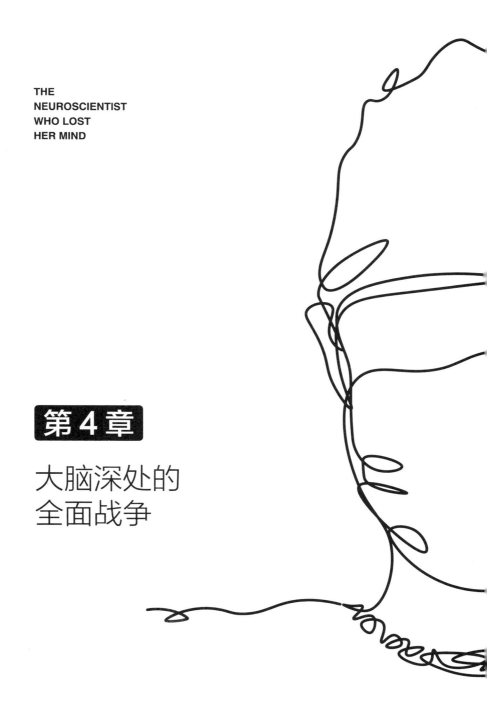

THE
NEUROSCIENTIST
WHO LOST
HER MIND

第 4 章

大脑深处的
全面战争

"美铁糟透了！"

第二次注射后不久，我的身体开始对我反戈相向。

受药物的影响，我的免疫系统自首次注射后就变得高度警觉，草木皆兵。现在，第二次注射后，它不仅攻击脑部的肿瘤，还开始攻击全身的健康组织。这种自体免疫反应在我的皮肤、甲状腺、脑下垂体（大脑最深处的一个微小结构，控制着流至肾上腺等身体其他腺体的激素）造成炎症。

很快，我的甲状腺功能停止了，迫使我服用替代的甲状腺激素；我还开始服用泼尼松（Prednisone）来阻止皮疹，并补充我的肾上腺已经停止产生的天然类固醇。没有这些类固醇，我会变得严重疲劳、肌肉无力和体重减轻。

我的皮肤最让我遭罪。从头到脚，特别是背部和臀部，满是瘙痒的红疹子。我睡不着觉，不停地抓挠。我把用于缓解的类固醇霜涂满全身，但效果只能持续一会儿，随后瘙痒又回来了，我又开始抓挠。只有当我站在淋浴间，任温水流遍全身时瘙痒才能得到缓解。

还有另一个无法忽视的副作用。

我对米雷克说："我真的需要注意我的手臂了，看看它肿得多厉害，我感觉非常不舒服。"

6年前切除左乳时，我左臂下方的几乎所有淋巴结都被清除了。没有了淋巴结，淋巴液就无法有效排出，并在我手臂的组织里积聚，造成肿胀，这种情况被称作淋巴水肿（Lymphedema）。肿胀的手臂一直不断地提醒我，我并非完全健康。过去几年，我一直忽视这种状况，忍受着不适和肿胀。但现在免疫疗法正在加重淋巴水肿，我知道这是一种可能出现的副作用。尽管我将其看作挽救生命的疗法的良性后果，但这些副作用实在使我痛苦，不能再推迟就医了。

我给爱诺瓦费尔法克斯医院（Inova Fairfax Hospital）理疗部的接待处打了电话，并做了预约。他们直到6月中旬才能接待我，离现在还有几周。要推迟这么久，我有点惊讶和沮丧，我试图告诉自己，时间转眼就会过去了；但我的手臂真的很疼。

我决定放空自己，到我女儿家短途旅行，去纽黑文看看她和她的家人。我们分开已经一个月了，我期待见到他们，希望在我还有时间可用时，能尽量多陪陪他们。我的第三次注射安排在 5 月 26 日，一周以后。

5 月 27 日，我搭乘北行的列车。黎明炎热潮湿，弥漫着即将使大西洋中部窒息的酷夏气息。我的左臂肿胀疼痛，遍布全身的疹子也让我发狂。但一想到看到女儿、女婿和外孙的那种喜悦，身体的不适便无关紧要了。我一刻也没想过要取消行程。

中午，米雷克开车把我送到华盛顿特区的联合车站（Union Station），我登上了开往纽黑文的美铁（Amtrak）[1]的列车。我的行李不多，装在一个小手提箱里，上车后，我向安静车厢（Quiet car）走去，那里禁止使用手机和大声喧哗。我找到一个靠窗的位置，身边没有其他乘客。我靠在垫子上，从提包里抽出一本书，享受着独处的时光。

火车隆隆响着，缓缓穿过马里兰州，之后穿过新泽西州（New Jersey）。之后，在一个偏僻的地方，火车慢慢停了下来。凭窗望去，我看到空旷的原野、辽阔的绿色牧场和星星点点的树木。附近没有车站，房子也不多。

过了一会儿，火车里的灯和空调系统关闭了。所有的电力都被关掉了。

我们在全然的安静中等待着，这种安静刚才我还在享受，

①即美国铁路公司（American track）。

现在却使我恼火，因为它没有目的。

我把肿胀的手臂放在狭窄的窗台上。窗台太高，手臂更不舒服了。但扶手又太低，也不行。手臂疼痛，手部肿胀。我盯着手指和手掌，又肥又软，看起来好像要爆裂了。

我为什么不早点打电话给治疗师呢？

我努力专注看书，努力变得耐心和放松，但都无济于事。身体的不适持续着，列车仍在延迟。时间流逝，列车仍未开动。没有通知，火车上似乎也没人知道究竟发生了什么。最后，至少过了半个小时，扩音器响了。

"轨道出了问题，一棵树倒下来了，"一个声音宣布道，"我们正在等待维护人员到来，把它移走，然后继续上路。"

又等了好久，仍然没有动静。车厢很热，我很渴，皮肤像是着了火。除了手臂疼痛外，我发现头也开始疼，一种轻微但持久的抽痛充斥着我的整个头颅。

两小时后，火车才开动。但行车的速度似乎比之前更慢了，慢得几乎像是没动。

我从安静车厢冲到前厅，给格西亚打电话，满心怒火。

"难以置信！美铁真是一无是处！"我用波兰语咆哮着，"他们怎么能让人等着，没有通知，没有食物，没有水，让人们干等着？真是毫无责任感！"

格西亚耐心地听着，告诉我她迫不及待地想见我。她温柔的声音却无法让我安静下来。

到纽黑文花了 7 个小时，而不是通常的 5 个小时。火车进入车站时，我大声地向周围的人表达自己的不快。"5 个小时就够长了！"我说着，看着是否有人胆敢反对我的观点。"我们国家的基础设施让人痛心。如果是在欧洲，这趟行程只需要这次时间的一小部分。"我疲惫、燥热，头痛挥之不去。

我在车站叫了一辆出租车，15 分钟内就到了格西亚和杰克的家。

当我走进前门时，卢西恩和塞巴斯蒂安朝我冲过来，差点把我撞到地上。"Babcia! Babcia ！"他们一起喊道。"爱你们，太爱你们了，我真的很想念你们！"我亲着他们沾着番茄酱的脸蛋，抱着他们，不想让他们走。

格西亚从厨房跑出来迎接我。"妈妈！"她喊道，"你来这里，我太高兴了！"

她吻了我，我用力把身体挨着她。我想感受女儿的温暖，让她知道我想念她，非常高兴和她在一起。她已经从一个漂亮的小女孩成长为美丽成熟的女人，她很聪明，为家庭和有挑战性的工作全力付出。就像之前很多次一样，我想告诉她，她是多么令我骄傲，看到她这么有成就，我是多么开心。

但我没说这些。

"*美铁糟透了！*"这是我口中说出的第一句话。

她看起来有点震惊。

"我简直没法说那趟列车开了多久，"我激烈地说，我再也**不会乘那列车了！**"

"妈妈，进来坐下吧。放松，然后……"

"让人们等这么久真是不负责任，太糟糕了。"

我看到她盯着我，恳求我别再说这些了，但我不想这样做。我被错误地对待了，我想得到她的同情。"没有借口，"我继续说，"在这个技术先进的富裕国家，火车的状况却这么差，真是丢人。欧洲的火车跑得快得多。你敢相信我在车上待了多久吗？"

塞巴斯蒂安和卢西恩拉着我的手，想让我加入他们的游戏。可是我也想让孩子们明白我刚才的遭遇。

真是糟糕的经历。"美铁糟透了！"我又说了一遍，又一遍。卢西恩和塞巴斯蒂安厌倦了我的长篇大论，很快就继续回到他们的屋里疯玩去了，喊叫着、大笑着。

"好了，妈妈，列车的事说够了，"格西亚插嘴道，"你现在到这里了。想要点什么？想躺下吗？"

说够了？我想着，我受的委屈太大了！"火车真是糟透了……"

"我们说点别的吧。"她温柔地说。

"为什么我不能表达自己的观点！"我愤怒地回应。

格西亚努力让我的怒火平息下来。她看了下孩子，开始准备晚餐。但是我放不下这件事。格西亚让我恼火，孩子们让我恼火，所有的事都让我恼火。突然之间，我感觉好累，头疼也如影随形。

我按照计划在纽黑文待了两天。在那里的时光并不像想象中那般美好，对我自己和家人来说都是如此。

我忍不住讨论我的火车旅行。我跟格西亚和杰克提到这件事，当他们的朋友过来打招呼，祝我身体好时，我也会跟他们说。他们礼貌地倾听，但从他们的表情中可以看出，他们在想，**你为什么要说这件事，这有什么大不了的？**

它就是大事，非常大的事。如果他们看不出来，说明他们肯定有问题。

美铁糟透了！ 这句话在我的脑海里盘旋，就像一辆玩具火车在封闭的轨道上打转。**美铁糟透了！** 我对所有愿意听的人大声地说，一遍又一遍。

使我发怒的不仅仅是美铁。如果午饭仅仅比格西亚说的迟了5分钟，我就会发火。我受不了孩子们的吵闹。我发现家人做的所有事情都让我心烦，我也对他们说了。

在我到访的第二天下午，塞巴斯蒂安跑来跑去，大声笑着，撞到我了。这让我大为光火。"安静点！"我告诉他，"赶紧停下来，停下来！"

他看起来快哭了。"你好严厉！"他说。

"好了！别那么敏感！你受不了批评吗？大惊小怪的！"

他泪如雨下，从房间跑开了。格西亚从厨房出来。

她说："真的，妈妈，你太严厉了，这不像你。"

我不敢相信自己听到的话。

她竟然站在他那边？我严厉？她是认真的吗？

我转身离开，不想和他们任何人说话。我走进客房，关上了门。

格西亚为何要和我争论？我躺在黑暗的卧室里，照看着肿胀的手臂，思量着。**我应该得到比这更好的对待。**

对这次到访感到困惑的不止我一人。我后来才知道，当我在这个晚春的日子上楼时，杰克和格西亚正在楼下的厨房里讨论我，声音很小，我听不清。他们都很惊讶于我对待塞巴斯蒂安的方式，因为我一直很疼爱他。尽管我说话直白，但对家人向来温暖深情。现在他们觉得我焦虑冷漠，我对火车的执着也让他们困惑，他们不清楚究竟发生了什么。

格西亚认为我肯定是担心试验性治疗，害怕面对自己的死亡。她猜测，或许我抑郁了。但杰克不确定。他说，我之前曾经直面过死亡。但我总是以开放的心态和他们分享我的脆弱、恐惧和情绪。他们认为，这种感觉消失了。

可能在他们看来，我的行为明显很奇怪，但我却没发现自己的行为有什么异常，也没看到自己行为造成的困惑和痛苦。在楼上的客房里，我沉浸在自己的世界中，思量着他们待我的不好，以及美国铁路系统的严重失职。

他们都怎么了？格西亚不像之前那么温暖了。孩子们太吵了，他们被惯坏了。美铁糟透了！

头疼又回来了。这炎热的天气真见鬼！

与免疫疗法造成的瘙痒和其他副作用相比，头疼像是小问题。但我昨天还是给乔治城的护士打了电话，我想确认一下。当我把头痛描述为轻微的、间歇性的时候，我们都认为这不是什么大问题，尽管她仍让我观察下病情。这肯定不是那种严重或急剧的头痛，不会让我、格西亚或我的医生突然警醒。我经历过更糟糕的情况，但没能发现头痛是个警示信号。

就像被铁棒贯穿了头颅

我没有意识到，我周围的人也没有，但在我的大脑深处，一场全面战争已经爆发了。经过放疗的肿瘤正在脱落死细胞，产生废物和坏死或死亡的组织。这些旧肿瘤，和艾泽尔医生在我参加临床试验不久前发现的 3 个新肿瘤一样，遭受了免疫疗法的攻击。这些在 1 月和 4 月之间发现的 6 个肿瘤中的癌细胞,受到经过修饰的 T 细胞的损伤后,就像小小的死尸。它们肯定被分解为更小的颗粒,通过血液和淋巴系统从脑中转移出去了。在我的整个脑中,组织因黑色素瘤转移以及放疗和免疫疗法的双重攻击而发炎、肿胀。

此外,我的血脑屏障(通常能够防止循环毒素和其他物质进入大脑)也被免疫疗法破坏了,正通过小血管和毛细血管渗漏液体。液体充满了我的大脑,刺激脑组织并使其肿胀,这种情况被称为血管性水肿。

这些都在严重破坏着我的大脑,正像我的行为正在严重破坏我的家庭。尽管我知道自己要为存活的机会付出沉重代价,但不知道这代价会多高。我的大脑,尤其是额叶(艾泽尔医生特别担心这里,因为它控制着更高级的认知功能)成了一个致命的战场。

我的生命岌岌可危。头颅由坚硬的骨头组成,无法灵活移动,不能通过向外扩展释放脑中的压力。当大脑肿胀时,只有一处可去:枕大孔(Foramen occipitale magnum),这个孔位于头颅底部,脑干从这里可以延伸至脊髓(Spinal cord)。脑干是人脑最原始的部分,控制着呼吸、心跳、血压等原始功能。如果脑干因肿胀受到挤压或因其他方式受损,人可能会出现心肺骤停(Cardiopulmonary arrest),心跳、呼吸停止,然后死亡。

如果我能发现我的额叶遭到了攻击，并看出这对我的个性造成的影响，我可能会发现自己与菲尼斯·盖奇（Phineas Gage）著名案例的一些相似之处。盖奇是 19 世纪中叶的一名铁路工人，他遭受了可怕的伤害。盖奇的个人悲剧标志着大脑研究的一个转折点。他用一根长铁棒将爆破炸药压进一堆石头里，炸药突然爆炸，铁棒像一杆标枪一样从他的脑部穿过。铁棒穿入他的左脸颊，穿过他脑部的左侧，削掉了他的大部分额叶，最后从头骨顶部穿出，落到距离他站立的地方约 80 英尺①的地方。

不可思议的是，这位 25 岁的年轻人活了下来，又活了 11 年。他的头部有个大洞，性格也发生了极大的变化。他曾经是一个讨人喜欢的年轻人，现在则开始不停地咒骂，不能完成基本的任务，似乎只关心自己。由于他的行为太糟糕，所以被开除了。此后，盖奇过着流浪的生活，最后因一系列可能与他受过的毁灭性伤害相关或无关的抽搐而死亡。

盖奇的不幸让我们得以了解额叶和精神之间的一些关键联系，尽管这在当时并不为人所知。当代科学家认为，盖奇在事故中受损的大脑部分负责控制他的个性，但我们现在知道事实更为复杂。构成我们个性基础的情感，并不像人们之前认为的那样包含在单个脑区中，而是以我们尚未完全知晓

① 1 英尺 ≈0.3 米，下同。

的复杂网络形式分布在整个大脑中。

不过，有一点很清楚：额叶与个性表达的方式有着错综复杂的联系。额叶受损的人（不论是像盖奇那样因头部受伤所致，还是像我这样因癌症所致，或者像阿尔茨海默病患者一样因神经退行性疾病所致）经常会出现明显的个性改变。在一些情况下，这些改变非常奇怪，会表现出明显的失控，或不关心行为的后果。更极端的例子包括大声喧哗、频繁地咒骂或做出不当的性行为。

大多数精神疾病，从阿尔茨海默病到精神分裂症，从躁郁症到抑郁症，都涉及某些情感和个性的改变。每当有人表现出明显的个性变化，特别是在相对较短的时间内表现出时，都可能是因为额叶出了问题，例如肿瘤或损伤。

就像我的头痛一样，我个性的改变说明正发生着一些严重的事情。我的额叶皮层就像罐子中被压扁的果冻，被肿胀推离了原来的位置，从而无法行使其监督功能，我也丧失了适可而止和三思而后行的能力。在某种程度上，我大脑这个至关重要的部分已经退回到较早的阶段，就像还没学会如何控制自己或处理复杂社交场合的小孩子的大脑。

我并不知道正在发生的变化。如果我认识到任何问题，也只会假设是自己太累了，因为炎热的天气、行程的劳累和外孙的吵闹。我所需要的是回到自己的房子，回到我惯常的日程安排，不像他们这么忙碌。我祈求平和、安静。我想念米雷克，等不及和他在家团聚。

5月29日，我离开纽黑文，就在我向塞巴斯蒂安发脾气的第二天。我受到惊吓的女儿和外孙把我送到火车站。当我们吻别时，我知道我会想念他们，但我也渴望回家。

归程平安无事，米雷克在联合车站接我。我在远处一眼看见了他的车，那辆绿色的大众帕萨特（Volkswagen Passat），配有车顶行李架，用于放置我们的自行车。

当我走下火车，他微笑着迎接。"看到你真高兴，"他说着，倾过身来吻我，"我想你。"

但我没有回吻他。"我很累，"我突然说，"我想回家。"

他迷惑不解地看着我，有点受伤。"发生了什么不好的事吗？"他问道，"我想你肯定过得很愉快，不是吗？"

"你为什么要问我这些问题？我很累！"

他安静下来，但我不依不饶。"你总是问我这么多问题，"我生气地说，"你有病吧！"

他的眼睛闪烁着光芒。是泪水吗？我不关心。

此后，米雷克什么都没说。我们一路开车回家，死一般的沉默。

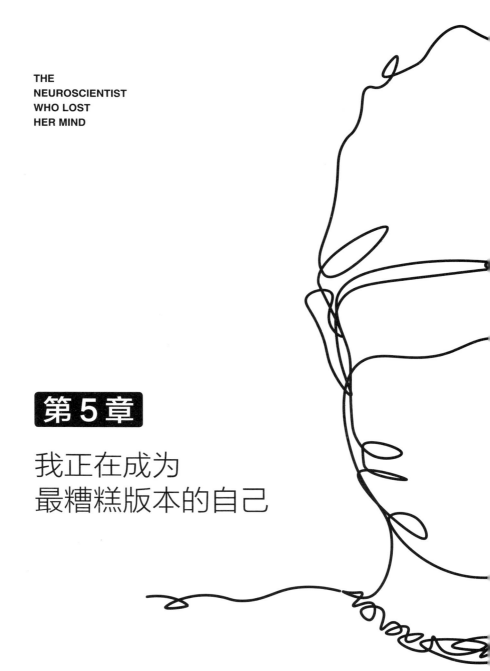

THE
NEUROSCIENTIST
WHO LOST
HER MIND

第5章

我正在成为
最糟糕版本的自己

它看起来像是中世纪的刑具

随着 6 月的到来，我回到已经成为惯例的日常生活：不停地在医生和医疗预约间周旋，同时继续全职工作。工作时，员工的小缺点也会让我大为动怒。但我没有像通常那样让这些小事顺其自然，而是开始频繁地批评他们。

这些事情当然令人恼火，我对自己说。我厌倦了生病，厌倦了皮疹和肿胀的手臂。我厌倦了一切。头痛仍然不时袭来。

当淋巴水肿理疗预约的日子终于到来时，我却不想去了。尽管手臂仍不舒服，但我讨厌去另一家医院，进行另一次治疗。这些就诊不断提醒我，我生病了。这次就诊尤其令人讨厌，因为此时我正在努力鼓起希望。我正在接受的、卓越的全新疗法会让黑色素瘤节节败退，我清楚这一点。

但我是个言而有信的人，所以没有在最后一刻取消预约，而是决定如期就诊。从我家出发，沿着便道开车，一会儿就可以到医院，随后可以直接去上班。

我对本地的医院非常了解。过去 30 年里，因为米雷克、维特克和我做过各种小手术，所以我来过这里许多次。但是今天，当我驶入停车场的入口时，我怀疑自己是否来对了地方。

这里的一切看起来都很陌生。我不记得停车场有这样的布局。

他们改变布局了吗？

我驶入巨大的多层车库。一层没有空位，我继续往上开。不停地往上开，找个不停，一圈又一圈，开到更高层，仍然找不到空车位。

最后，我到了车库最顶层，那里的阳光瞬间让我目眩。"这么热，回来的时候车会烫得让我受不了。"我一边停车一边自言自语。

我沿楼梯往下走，一直来到车库一层。当我到了那里时，却找不到医院的入口。

连这儿也变了？

我徘徊了一分钟，终于找到了前门。进去后，我发现自己置身于长长的、四通八达的走廊的迷宫中，走廊两侧罗列着一扇扇不知通往何处的门。

我又迷路了。他们把这里所有的东西都改变了？

我又怒火中烧。"我为什么要来这里？真是蠢极了，"我嘟囔着，"办公室在哪儿？他们为什么不让患者更容易地找到路呢？"

我向几个人问了路，不管他们如何帮忙，我就是找不到理疗部。

我不敢相信他们竟然这样对我！我是个病人，他们怎么能这样对我？

终于，我到了理疗部的接待处。我强压怒火。

登记后，我在等待区域挑了个座位，但是找到地方带来的解脱感很快就消散了。对面的长椅上，一个小男孩正在咳嗽、哭泣。他正缠着他爸爸带他离开这里。

我不耐烦地盯着小男孩。**真搞不懂他们为什么会让一个生病的小孩进这间房？我病得厉害，身边有他这样的人可不行！**

他继续哭，我的怒火燃得更旺了。

理疗不是针对成人的吗？生病的小孩应该有单独的诊所。他应该被隔离！他会传染我的！

我讨厌这个小男孩，我讨厌他爸爸，我讨厌这个地方。

这种折磨持续了好久，直到最后一个身穿医院工作服的女人进入候诊室叫我的名字。"我是特雷莎（Theresa），"她说着露出微笑，"很高兴见到你。"

这么敷衍、虚假的微笑。太不真诚了。她想干什么？我最好对她多加提防。

特雷莎把我领进一间检查室，给了我一个座位，然后开始检查我的手臂。

"淋巴水肿真的很严重，"特雷莎说，"你等得太久了。肿胀可能是永久性的。我会解释该怎么治疗，以防止恶化，但你必须仔细遵守我的指导。否则，可能会危及你的健康。你的手臂很容易感染。"

她为何唠叨个没完？这真是个乏味、讨厌、糟糕的地方。

我开始思考我们今晚吃什么。米雷克会去杂货店买三文鱼吗？我打赌他肯定忘了。我要他做的事，他总是忘记。他怎么能……

特雷莎的声音不时打断我的思绪。"让我为你演示如何包扎手臂，"她说，"未来的一到两个月，你需要扎着这个绷带。这非常重要，明白吗？"

现在几点了？我需要回家，特别是米雷克忘了买东西的话。我需要把晚饭做好。

她看着我。"你真的需要这样做。"她坚决地说。

我假装在听。

"弄好绷带后，你需要用这种压缩臂套，"她说着拿出一个长长的肉色管子，用于覆盖从指关节到腋窝的手臂，"晚上你需要再戴一个臂套，保持手臂受压，防止淋巴液积聚。"

我扫了一眼臂套，又丑又蠢。

"你在开玩笑吧？"我嘲笑道，"你真的希望我戴着这个荒唐的东西？它看起来像是中世纪的刑具。"

特雷莎没有回应。

她以为自己是谁，自以为是地坐在那里？ "我是一名身负重任的职业女性，"我继续说，"戴着这些绷带和臂套像什么样子？整天在家的人戴着这些还行，但我不行。我工作的地方很正式。我主管着一个很大的部门。你必须给我找点更好的东西。"

她一直看着我，沉默不语。

我比她懂得多。 "你为何不直接按摩我的手臂，这样不就好了？"我提议。

她说："只有和这些压缩臂套一起使用，按摩才有用。这是很严重的情况，需要立即采取措施，持续治疗。"

我不喜欢她的表情。她傲慢无礼。第一眼看到她假笑时我就知道了。"我不会在手臂上戴任何东西，"我说，"想都别想。"

"你需要做一系列常规就诊，"特雷莎坚持道，"你必须停止和我争论。"

"一系列就诊？"我开始狂笑，"我没时间做这种屁事！"

我站起来，给了她一个蔑视的眼神，转身冲出门，穿过候诊室，来到大厅。"真是无理取闹！"离开时我大声说。

真是浪费时间！我再也不会来了。糟透了！他们根本不知道自己在做什么。

我找到停车场的楼梯，径直爬到最顶层，一直走到阳光下。我上了车，加速向下开去，一路盘旋着离开车库。终于，我开始去上班了。我决定把这些荒谬的事置之脑后，从容度日。

现在，公路上已经不像高峰时刻那样拥堵了。

现在所有人都在工作，路上当然没车了！要不是在那家愚蠢的医院浪费了一个多小时，我已经在工作了。

沿着环城路，可轻松到达贝塞斯达蜿蜒的 NIMH 园区。这是世界上最大的生物医学研究机构，大约有 2.1 万名联邦雇员在数十座建筑中办公，这里原本是私人财产，占地数百英亩①。

尽管那个毫无意义的理疗预约把我弄得筋疲力尽，但我还有很多工作要做，我监管着大脑银行的方方面面。我刚到这里，问题就接踵而至。一名技术人员询问有关备选大脑方

———————————
① 1 英亩 ≈0.4 公顷，下同。

117

面的问题，问我们是否应该接受。他离开后，另一名技术人员提出了类似的问题。她离开后，我回复了十多封电子邮件，主要是全国各地的研究人员希望得到我们的人脑样本。然后审核了我们存储的组织样本的最新数据。

每次站起来走进实验室查看员工的工作进展时，我都会从我助理办公桌上的一碗巧克力旁边经过。她总是把糖果拿出来，我总是避免去吃。我不喜欢吃不健康的食物，尤其是甜食。但昨天，这碗巧克力看起来好极了，我一天里不停地吃。我停不下来。今天的情况也一样。每次经过，我都会抓起一个，放到嘴里。甜食从未如此难以抗拒。

你想毒死我们吗？

理疗预约几天后的一个傍晚，我正在厨房切菜切肉，想做个炒菜当晚餐。我喝着一杯酒，想放松下，这时听到前门传来的敲门声。米雷克在楼上的办公室工作，所以我去开门。

一个 30 岁上下的男人站在前门台阶上，笑容灿烂。

"您好，利普斯卡太太！"他爽朗地说。

真奇怪，他表现得好像认识我！我之前从没见过这个人。他想干什么？肯定有问题，我能感觉到。有些危险。

不等我的邀请，他就走向前来，似乎要进入我们的屋子。

我挡住门。

他说："我是约翰（John），做害虫防治工作的。"他伸出手，我却没有握。

"谁？"我质问道。

"约翰。我们为您提供害虫防治服务，记得吗？"

他肯定是有所企图。

"我们为您提供白蚁检查服务20多年了。"他现在说得更慢了。

他的声音变化了，他知道我在怀疑他。

他继续说："这是我们的例行拜访，我可以进行检查吗？"

"检查？真的吗？"我确保话里的讽刺意味表露无遗，"你今天来这里到底有何企图？"

他看着我，困惑不解。

"你到底想干什么？"我又问了一遍。

他开始讨论白蚁。这让我想到一些紧急的事。

"蚂蚁！"我喊道，"到处都有蚂蚁！"我冲进厨房。"快看，这里，这里！"

我指着窗台，那里有几只小蚂蚁正沿着墙爬到朝外部平台打开的后门。"蚂蚁，看到没？你一定要看看地下室墙壁上的污点，那可能是霉菌。"

我的话匣子一下子被打开了，"快去看看！"

他冲着跑到地下室。看不到他，我如释重负，但他几分钟后又回来了，说着些什么。我听到的唯一一个词是化学品。

他要喷一些化学品。

"化学品！"我突然跳起来，像是有人戳到我似的，"你说什么，化学品？"

他看起来有点害怕。

我知道了！我抓住他的把柄了。

"我们的化学品对蚂蚁和真菌极为有效。"他说，但他说得吞吞吐吐，没有把握。

啊哈，他的鬼把戏露馅了！

"我们有另一种喷雾，专门针对白蚁。"他停了下，然后补充道，"别担心，它们很安全。"

"安全？化学品？"我喊道，"化学品是毒药！你不知道吗？你怎么敢说它们安全？"

"当然，客户安全对我们至关重要……"

"那告诉我，这些化学品里有什么？"我要求道，"你们用的是什么化合物？"

他茫然地看着我。

我把他逼到了绝境！"你不知道，不是吗？安全？哈！我是名化学家！你骗不了我。我有小外孙！你想毒死他

们吗，还是把我们都毒死？这是你的计划吗？所有的化学品都有毒。我禁止你在我们家使用任何化学品。"

有人从后面靠近我，我意识到米雷克下楼了。

"你好，还好吗？"米雷克对年轻人说。

米雷克为何亲切地和他打招呼？这个陌生人想毒死我们！

米雷克转向我。"别担心，他今天不会做什么的，"他安慰地说，"他只是做检查。现在我会签一些文件。"米雷克转向年轻人放在厨房工作台上的一些文件。

"绝对不行！"我喊道，挡在他和工作台之间。我把身子倾向年轻人，大喊道："你被解雇了！"

他的脸因难以置信而僵住了。米雷克还没来得及说话，我继续说："不仅是你不能再为我们工作，我还要给你的经理打电话，告诉他你完全不称职。你怎么能不知道自己喷雾中的化学成分！"

难以置信！真是个傻瓜！

我转身离开，把米雷克和陌生人留在厨房。

爬进注射室，给自己扎针

正常行为中出现此类变化，通常标志着人脑中出现了严重的病变。我情绪的过激反应——愤怒、怀疑、不耐烦——

都表明我的额叶正经历灾难性的变化。但我没意识到这些警示信号。作为精神疾病专家，我应该比大多数人更能看出自己行为怪异。但我却没看到。我当时不知道，6 个肿瘤和它们周围的肿胀正在使我的额叶皮层丧失功能，而恰恰是大脑的这部分使人能够反省自己。矛盾的是，我需要通过额叶皮层才能知道自己正在失去它。

这种无法认识到自身缺陷的情况通常能在精神疾病患者身上见到。这种症状被称为病感失认（Anosognosia）或自知力缺失，它是很多神经和精神状况的特点之一。关于哪个脑区与自知力缺失有关，人们知之不多，但一些研究者认为，它可能与分开大脑左右半球的大脑中线处的功能障碍相关，也可能与大脑右半球损伤有关。

在精神分裂症和躁郁症中，对自身状况缺乏自知力是疾病本身的一种表现，而非像最初看起来那样，是一种否认或应对机制。约 50% 的精神分裂症患者和 40% 的躁郁症患者无法理解自己已经患病，所以他们真的没有意识到自身的病情，也不接受诊断。如果他们经历幻觉或妄想，他们不会将其看作脑部出现问题的迹象；甚至是听到上帝的声音或相信自己就是上帝这种最显著的症状，他们也难以将其与现实区分开。由于精神分裂症和躁郁症患者缺乏自知力，因此他们不相信自己生病了，也非常抗拒精神科治疗。

他们可能不会服用处方药或参与行为治疗。目前这种自知力缺失还没有治愈方法。

就像精神分裂症患者一样，我不认为自己有什么严重的问题。我认为自己精神状态绝佳。如果有问题，我也认为是因为压力或劳累——医疗设施的糟糕设计、医院候诊室里的小孩不可原谅的哭泣、我家门前出现的咄咄逼人的陌生人都让人筋疲力尽。我没把这些联系起来或者推断问题在我的脑中而非其他地方。我没有理由认为自己对这些事情的反应可能与肿瘤或癌症治疗有关，我周围的人也是如此。此时，我没有进行任何可以反映脑内状况的磁共振成像。

因此，随着困惑的增加，我的大脑用阴谋论解释着身边发生的一切。我对家人和工作中的同事愈发怀疑，对所有人即使只是在简单的小事上的表现也日益不满。我确信人们正在阴谋陷害我，特别是我的家人。

格西亚不再喜欢我了。我认为米雷克也是。他们为什么要讨论我？我看得出他们有事瞒着我。是什么，他们在隐瞒什么？

怀疑，有时达到妄想的程度，是很多精神疾病的症状，包括阿尔茨海默病。阿尔茨海默病患者可能会指责恋人背叛他们，或指责看护者偷东西或企图伤害甚至杀死他们。尽管神经科学家并不真正理解与妄想相关的大脑网络或区域，但在一些病例中，这种情况被归因于颞叶受损。

尽管脑中的混乱可能是导致我行为过激的原因，但我的感觉并非完全没有道理。我有充分的理由怀疑；毕竟，忧心忡忡的家人正在讨论我的行为方式。令他们沮丧的是，我所有最不讨人喜欢的性格（要求组织、坚持己见）随着时间的推移都变得更加夸张。我正在成为最糟糕版本的自己：自私，不关心他人的感受。我丧失了一直以来拥有的强烈同情心。之前格西亚在电话中跟我说她工作中的事情或者抚养孩子的挑战时，我都会耐心倾听，但现在我会挂断。我正在丧失与最亲近的人的情感联系，特别是我体贴的丈夫。

为何有些人极富同情心，而另一些人非常自私？就像许多人类行为一样，我们并不知道确切答案。和其他复杂行为一样，同情并非由单个脑区控制，而是由许多脑区间广泛的连接网络管辖。遗传因素和环境因素可能通过复杂的方式共同发挥作用：人脑的结构和内部连接方式、个人的抚养方式，以及成长的地方和该地的文化。每个人的个性都是无数影响大脑功能的因素复杂作用的结果。

但一些科学家认为，一些脑区比其他脑区更能影响同情心，这些脑区包括额叶皮层、颞叶和脑岛（Insula）（一个位于大脑深处的、额叶和颞叶之间的皮质区）。如果确实如此，这也许能够解释为何丧失同情心通常是额颞痴呆

（Frontotemporal Dementia，简称 FTD）的一种核心症状。额颞痴呆由一种进行性并最终致命的神经退行性疾病引起。

痴呆是一个广义的术语，指的是某些严重到足以影响日常生活，且至少已经持续 12 个月的精神衰退，比如丧失记忆力和社会认知能力。痴呆最常见的病因是阿尔茨海默病，占所有痴呆病例的 60% ~ 80%，其特征为记忆、语言或执行功能的丧失。某些其他神经退行性疾病也会导致痴呆，中风、创伤性脑损伤、梅毒和 HIV 等感染也能造成此类疾病。据世界卫生组织估计，全球约 4700 万人罹患某种类型的痴呆，每年诊断的新病例近 1000 万。

由于我的症状是新出现的且比较短暂，所以并不满足痴呆的标准。但我在去往纽黑文的旅途中开始体验到的个性变化与额颞痴呆（如其名称所示，该病影响额叶和颞叶）的情况类似。额颞痴呆的患病年龄通常早于阿尔茨海默病，60% 的病例出现在 45 ~ 64 岁的患者中，即在中年患病。由于该疾病涉及额叶，患者往往变得不受抑制，丧失判断力。可悲的是，额颞痴呆有时被称作中年危机病。一些人会做出不当的性行为；一些人开始疯狂购物，不考虑经济后果，或疯狂地吃垃圾食品。

他们表现得极端自我，自身的冲动和欲望得不到控制。额颞痴呆患者的典型特征是缺乏同情心，并且确信自己没有错。

这种自知力缺失是判断额颞痴呆和许多其他精神疾病的核心标准，包括我倾尽一生研究的精神分裂症。

尽管我没有患额颞痴呆或精神分裂症，但脑部的肿胀使我表现得就像是精神疾病患者：我身体如常，精神却不正常。周围的人认识我，但不知道我已经发生了改变。他们试图理解我的行为为何如此怪异。我对他们的担心却浑然不觉。

我周围的世界似乎越来越奇怪，我的困惑也渐渐变成了愤怒。

所有人做的所有事都让我恼火。不只是恼火，简直让人想大发雷霆！

工作时，每个人都怎么了？他们为什么不能正确地做事？为何总要我去纠正他们的错误？米雷克也好不到哪去。他做的每件事都是错的。不管我指出来多少次，他还是会把事情搞砸。真难以置信！

我的抱怨无止无尽。"你为什么把餐巾纸放在这里，而不放到那里？简直是乱放！"我准备晚餐时对米雷克说，或者会说："你为什么还在坐着？没看到我现在需要你帮忙吗？"

每次我对他发火，他都温柔地让我安静下来。我讨厌他这样，看起来又蠢又懦弱。这只会让我更生气。

米雷克怎么会这么懦弱？他是怎么了？

他担心我的健康，总是问我是否需要什么，鼓励我做一些自己喜欢的事情，比如跑步或骑自行车。这让我恼火。我越来越回避他的眼神。我不关心这对他造成的影响，不关心他的想法或感受，不关心他在工作中或其他地方的经历。我有更重要的事情要去关心。

早餐吃什么？餐桌摆好了吗？现在米雷克把叉子放到我找不到的地方了！他为什么要这么对我？盐在哪儿？我记不清晚餐要吃什么了。我回忆不起自己的生活了。这真的让我恼火。米雷克去哪儿了？

我的暴躁和以自我为中心困扰着家人，他们对我小心翼翼。在我听不到的地方，他们静静地表达自己的担心。我后来了解到，有次米雷克在楼上的办公室里给格西亚打电话，告诉她我正在变得很难相处，他真的在努力支撑着这种生活。她能听出来他在努力不让自己哭出来。

他们都认为我不再是他们一直以来认识的那个人了。我变得易怒、挑剔、自私。我的性格大体上没变，但表现得更夸张了，我成了自己的夸张版。

不过我的行为还没怪异到让他们担心我的健康的程度。我一直比家里的任何人都更直率，他们已经习惯了这一点。例如，他们承认我对杀虫剂中化学品的担心并非毫无道理，毕竟化学品是危险的，所以我与做害虫防治的年轻人发生冲突也并非完全是无事生非。

因此我的恶劣行为继续不受控制。我自己也仍然没有意识到有任何问题。由于大脑功能不正常，我只专注于自己的需求，对那些指示自己身上出现了严重问题的信号视而不见。

有件事情是我最关心的：进行第四次也是最后一次的注射。即使不得不自己开车去医院，我也会完成这项治疗。即使我要步行 20 英里到那里，爬进注射室，亲手把静脉注射针扎进血管，我也会义无反顾地去做。为了治疗，我愿做任何事。

第6章

我感觉很好！
除了脑中有肿瘤……

错字连篇的博士后导师

在办公室，我像被诊断出患病以前一样长时间工作，表现得好像一切没什么不同。我审核科学文章，管理数量庞大的员工，为机构不断扩张的大脑银行制订详细的计划。我们继续收集死者的大脑，以更快的速度与全国的同行开展科学合作，以应对因科学界有更多人了解我们大脑银行而造成的需求增加。我向上司保证自己已经恢复正常，发电子邮件时也会使用诸如"*我感觉很好*"等愉快的主题。

我确实感觉很好！我对自己将从这一致命的癌症中存活下来的预期保持乐观。尽管我不再像开始进行免疫治疗前那么强壮，但我仍然能够应对日常的工作。而且，情况需要时，我也能爆发出大量能量，完成一个项目或一次会议。我相信自己做得非常好，除了脑中有肿瘤。

但事实并非如此。

对一些任务，我感到越来越吃力，也很难专注在所做的事情上。阅读尤其令我困惑。我开始将一些自己的工作授权给员工，发送全部大写的电子邮件（这在电子世界中意味着大喊大叫，我之前从未这样做过）。

有一次，我没有像以往那样亲自为一家著名学术期刊校对文章，而是立即用电子邮件把它转发给一名博士后，还附了一句生硬的话：请完成它。还有一次，我向一个专业会议的组织者发了一封电子邮件，要求他们为我预订酒店："多谢。这对我来说是非常特殊的情况。我正在与一种致命的疾病进行殊死搏斗。作为一名联邦雇员，我必须等候旅行批准，并且只能使用政府费用预订酒店。几周前，我试着申请住宿，但没成功。请提供帮助！谢谢。芭芭拉。"①

我没发现这封电子邮件有什么不妥，也没有人对此和我说过什么。

我也没意识到我对别人的看法越来越漠不关心，也更放纵不羁。例如，从6月的某一天开始，我淋浴时不再把浴室窗户上的百叶窗拉下来。我只是不再担心有人会看到我。太麻烦了，为什么要挡住公园的景色呢？

大约也是在6月的同一时候，我在家附近跑步，没有戴

①原书中这封电子邮件有多处拼写错误和格式错误。

义乳，染发剂滴满全身，当我回家时，怪异的样子让米雷克大为惊讶。而我没觉得自己的外表有什么异常。

我当时没意识到发生了什么，但这种缺乏自知力和判断力的情况在因痴呆、中风、受伤、脑部肿胀或其他原因导致额叶出现问题的人中很常见。额叶让我们能够预测行为产生的后果，避免做出有不良反应的行为。每天我们都会做出上千次判断，其中大多数都不需要思考。当有人像我这样突然开始违反正常的社会规则时，这就强烈表明他的额叶没有正常工作。

额叶功能不正常，导致我的头脑就像一匹马在骑手失去缰绳后危险地奔驰。我越来越只在想做的时候做我喜欢做的事。我没有发现任何的不正常，如果发现了，我也不在乎。

我只想离开这个荒唐的车库，赶回家！

6月中旬一个炎热潮湿的日子，为了避开繁忙的交通，我一大早就去上班，因为开车对我来说变得日益困难。到了傍晚，我已经筋疲力尽。我忙了一整天没休息，努力弥补预约医生和通过静脉注射免疫疗法药物所花费的时间。

我向外望去，厚厚的乌云聚集在 NIMH 园区的高楼上方。快下大雨了。糟糕的天气让我恼火，而且我也很疲惫。

我必须离开，我必须现在就离开。

我快速离开办公室，来到我一直停车的多层车库，然后向一直使用的那个停车位走去。上班时，"我的"停车位一般都空着，因为我总是来得很早，这时车库常常还没有车。我使用的车库并不是离我工作的大楼最近的那个，但我喜欢在一天开始和结束时步行一会儿。

许多年来，我很少需要在这些丑陋的混凝土建筑里停车。只要天气允许，我就会沿着波托马克河（Potomac River）绿树成荫的安静小道骑行20英里上班，但是现在不行了。自从做了脑部手术和免疫治疗，我的精力和耐力都不复以往，因此我开车上班，虽然我很讨厌这样。我感觉自己好像退化了。不过我至少还可以在一天的工作结束后，悠闲地散步，放松疲惫的身心。

10分钟后，我到了车库。然而我在通常的位置没有看到我那辆银色的丰田RAV4。

奇怪！我不记得今天把车停在什么新地方。我像往常一样到得很早，难道不是吗？

我沿着一条条过道走着。车库满了，但我的丰田车却不见踪影。我来来回回搜遍每一层，查看每一排车。我开始担心，然后非常忧虑。

有人偷了我的车！

或者也可能——我不知道。可能我停到了某个新地方，但我记不起了？

我伸进手袋，掏出车钥匙。我按下报警按钮，听到远处"哔"的一声。我向声音走去，不时按下按钮，一声又一声"哔哔"响起。

这是怎么回事？完全没道理啊。

我沿原路返回到开始找车的地方，再次按下车钥匙上的按钮。再次听到"哔哔"声。但当我走向声音时，却听不到了。我试了一遍又一遍：按下，哔哔响，然后什么都没有。我就是找不到车。

我困惑不解，不明白这是怎么回事，不明白这个世界是怎么了。它在耍我，用奇怪、残忍的伎俩耍我。

我看到一个女人朝我走来。在靠近她之前，我犹豫了一会。向别人承认自己找不到车，多尴尬啊！但我没有其他选择。我厌倦了在这个黑漆漆的空间里走来走去。我想回家。

"你能帮我找到我的车吗？"我问，"我不知道停哪里了。"

她看起来很惊讶，但答应帮忙。她拿着我的钥匙，按下按钮，然后我们听到哔哔声。"肯定在通往更高层的半路上，"她说，"向上看，透过楼层间的空隙。"

在她所指的开阔区域，我看到了我那辆银色的丰田车。它似乎在第一层和第二层之间的坡道上。我不知道它怎么到了那里。我从她手中拿过钥匙，沿着坡道跑向我的车。它闪着灯，好像在眨着眼对我说："终于被你发现了！"

我如释重负，但仍困惑不解。

它为什么停在这里？我不记得把车开到这个地方。是有人移动了它吗？他们为什么要那么做？

我钻进丰田车时，疑惑又增加了。这辆车我已经开了3年，当我坐到车里，试图系上安全带时，却似乎找不到它了。我的手像往常一样伸出去拉带子，但在预期的位置却没有安全带。我伸出的手反而悬在了车外，在空气中挥动。

我又试了一次，结果还是一样。抓不到也握不到任何东西。没有安全带，什么都没有。

为什么我做什么事都有这么多麻烦？

我周围的世界奇怪而尴尬，而汽车是其中最具欺骗性的部分。我甚至不知道怎么做与它们相关的最简单的事。我环顾四周，仍然找不到安全带。但我发现车门敞开着。

我知道车门不应该开着，可是我记不起这与消失的安全带有什么关系。我坐了一会儿，怒火中烧，把门"咣"的一声甩上了。

那一声响使我的世界恢复了正常，就像魔法一样。我把右手伸向关上的门的内侧，轻松找到了安全带。我伸手去拉安全带，它就在正常的位置，就在那里，从车内的扣件上悬下来。我拉着它，挎过胸部，把锁扣滑到锁定装置里，"咔嗒"一声。

总算好了！我要出发了。

我发动引擎，试图退出去，却被卡住了。有东西挡着车子，我动不了。我使劲踩油门，听到尖锐刺耳的金属摩擦声。我踩住刹车，看向左边。不知怎么回事，我的车子有一部分塞到一辆停在旁边的小卡车下面了，好像是车轮或者车的某个部位卡在了卡车下面，但我不确定为什么或是怎样卡进去的。

我试着往前开，刺耳的声音加剧了。倒车也不行。无奈之下，我用力踩油门，完全不管碰撞、摩擦和物体破碎的可怕声音，终于逃出了陷阱。开车离开时，我看到车的左侧凹陷下去。但我没去看卡车的损坏情况。我不在乎，只是扬长而去。

我往出口开去。从远处可以清晰地看到那里，于是我朝那个方向开去。尽管出口车道狭窄，还略微弯曲，但从未对我造成过麻烦。我上百次地轻松通过。然而我今天到门口时，那里似乎更窄了，几乎难以辨认。我缓慢地开着车，努力穿过狭窄的门口，但做不到。

他们对车道做了什么？经常改来改去，没完没了地在这个愚蠢的园区里搞施工！他们为什么要把出口改了？

当车子压过高高的路缘石时，我听到了巨大的刮擦声，以及"嘭"的一声。

泊车员从亭子里跑出来。"女士，你在做什么？"他喊道。

"你认为呢？"我嘟囔着，更加不耐烦，"我只是想离开这个地方，离开这个荒唐的车库，赶快回家！"

他站在我的车前，用手给我指着方向，引导我把车轮退出来，因为有个车轮卡在高高的路缘石上了。最终，我退了出来，怒气冲冲地开车离开。

我心中焦躁不安，觉得整个世界都在跟我作对。好像为了证实我的想法，回家时，大雨倾盆而下。

每年的这个时候，弗吉尼亚州北部的降雨都很猛烈，突然之间就像热带一样。这种天气的能见度极低。世界隐藏在灰暗、朦胧、无形的雨幕下。尽管离太阳落山还有几小时，但天漆黑一片，除了雨什么都看不见。我甚至看不清引擎盖的轮廓。房屋、高速公路护栏，甚至其他车辆都消失在雨中。我开着车，像个瞎子。

家就在外面的某个地方，像是树林里一片隐蔽的绿洲，面对着一条安静的街道。它是我安全的摇篮。我必须尽快到家，然后我就会好起来。但我现在离家将近 20 英里。我拐到一条繁忙的四车道。汽车风驰电掣般从我身旁呼啸而过。

他们开得这么危险，是要去哪里？

我慢慢开到正确的出口，然后汇入主干道，环城高速公路蜿蜒穿过马里兰州和弗吉尼亚州的郊区。从这里开始应该容易开了。这条路我开车走过无数遍，但今天看起来有所不同。

为什么我不知道自己在哪儿？是这场雨使事情变得如此困难吗？

我需要到小河西收费公路（Little River Turnpike West）的出口，但我没看到。

我已经错过出口了？为什么我不记得？

我迷路了吗？我不确定。我真的不知道自己在哪。但我知道现在已经不在高速公路上了。我一直开着车。路边不是家附近熟悉的街道和房屋，我经过一家巨型购物中心。灰色的建筑、宽阔的停车位、黑暗车库的入口。

我在这里做什么？我怎么到了这个从来没见过的地方，这个阴森森的购物中心？

我感觉自己好像穿越了时间，或进入了另一个现实。这真奇怪。但我并没有特别担心或害怕，感觉就像我是一个电影中的人物，在大雨中被神秘地带到了一个我没打算去的地方。一切都不像看上去的那样，一切都不正常。

我想回家，却不知道该做什么。我停在路边，之后开进一片开阔的停车区，摸出手机。我知道手机上有个 APP 可以帮我导航回家，但记不起是哪一个。我看着屏幕上的图标，但没有一个是熟悉的。我随机按下一个又一个，但都没用。过了好一会，我看到位智（Waze）的图标，然后按下。当它报出方向后，我又开始开车了。

后来，我经过一栋建筑的施工工地，这栋建筑延伸了整个街区。它崭新、发光，看起来差不多完工了。一个巨大的指示牌宣布一家巨型超市即将开业。

巨型！多棒啊！我希望他们在我家附近也建一个新的巨型超市！

哦！等等，看——它就在我们街区啊！我回到我们的街区了！这个巨型超市将是我们的！

我的幸福很快消散了。是的，这会成为我们新的街区杂货店，但它会是我的吗？我能活着看到它开业吗？

现在，我终于到达我家的车道，却不知道是怎么到的。

患上和"哈利·波特"一样的病

我的大脑越来越难以正常运转。执行连续有序的动作日益困难。我无法继续执行之前已经做过很多次的简单任务，或者在脑海中将它们以有条不紊的方式组织起来。每一步都很熟悉，但组合起来，就变得像我曾经在实验室进行的复杂实验那样富有挑战。我知道不能不系安全带就开车，也模糊

139

知道安全带在哪里，但我无法完成扣好安全带的简单步骤。然而就在几天前，这种步骤我还能自动完成。

我大脑的哪部分出了问题？很有可能是我的前额叶皮层和海马之间的联系出现了问题，这令人不快地想起我为了研究精神分裂症而在大鼠脑中破坏的那些前额叶皮层连接。随着我的问题加重，如果我去做一系列神经心理学测验，或许可以确定是哪部分脑区不能正常运转。

但没人会像我测试大鼠那样，在精心设计的对照试验中测试行为障碍的特定因素。然而，我仍和那些大脑受损的啮齿动物有一些相似之处：我无法在舒适的街区和迷宫般的街道中找到路，也找不到在目的地等着我的事物和安全。

在某些方面，我的挣扎与一些患有运用障碍（Dyspraxia）[①]的人相似。这些人会丧失运动技能、运动记忆和执行协调动作的能力。运用障碍可能由发展障碍所致，演员丹尼尔·雷德克里夫（Daniel Radcliffe）[②]曾公开谈论他与这种疾病的斗争。运用障碍在阿尔茨海默病患者中也很常见，并且症状可能是渐进性的：起初，患者复杂的运动技能出现问题；之后，像刷牙这种简单的事情也无法完成；最后，有人甚至无法吞咽。

---

①指脑损伤后大脑高级部位功能失调，表现为不存在瘫痪和深感觉障碍的情况下肢体的运用障碍。
②英国影视演员，哈利·波特的饰演者。

此类困难在顶叶受损的人身上也很常见。顶叶还与阅读和数学能力相关；运用障碍通常与阅读困难（Dyslexia）和计算困难（Dyscalculia）（症状为难以做计算，我自己也很快就会体验到这种困难）共存。如果我们当时考虑过的话，应该能够发现，我的脑部问题比我们想象的更为广泛。

除了运用障碍，我还患有视觉空间记忆丧失，这让我难以记住位置，难以在空间里找到方向。这些问题与患有发展性地形迷失（Developmental Topographical Disorientation，以下简称DTD）的人们所描述的情景类似。

从生命的早期开始，可能从出生开始，DTD患者就无法识别非常熟悉的环境。就像我无法在生活了近30年的地方找到回家的路，DTD患者不管沿同一条路线走过多少次，都无法认出周围的环境。对我来说，这种症状是短期、暂时的；对他们来说，则是永久性的。

空间定位涉及多个脑区和不同区域神经元之间的连接网络。然而，有两个区域对空间记忆极为重要：前额叶皮层和海马。在DTD的情况中，可能是这两个区域之间的连接出现了问题，正如研究这种罕见的神经系统疾病的神经科学家从磁共振成像扫描中所发现的那样。

我是这种情况吗？有可能。我的前额叶皮层似乎出现了功能失调，可能无法与其他脑区有效连接，包括其中主要的海马，尽管是间接目标。有可能这两个区域缺乏联系就是造成我不清楚自己身在何处的原因，即使在开车经过已经生活几十年的街区时。

我行为的改变并未足以警醒我的家人和同事，并未让他们怀疑我的大脑出现了严重的故障。我并没有把遇到的每一个问题都告诉家人。我甚至没有告诉他们我是怎么把车撞坏的。我日常行为中的过失，也可以被解释为因令人沮丧的诊断、充满挑战的治疗以及家庭和职业的责任带来的压力所导致的。

不管怎样，我的身体机能仍在高水平运转。考虑到我的家人、医生和我自己即将了解到我脑中正在发生的惊人现实，这更显得不可思议。

第 7 章

自私的"冒牌货"

为什么要用塑料做比萨？

头痛使我痛不欲生。

沉闷而跳动的头痛，像远处的雷电，攫住了我，不仅是头在痛，我整个人都不好了。卧室的钟指示着午夜，我躺在床上，醒着。

在身体深处，我觉得一场风暴即将袭来。突然间，电闪雷鸣。胃部翻江倒海，我想吐了。我从床上一跃而起，冲到浴室，把头埋在马桶上，剧烈地呕吐。头痛爆发了，头颅像是要裂成两半，然后头痛缓缓退去。我感觉好了一点，但虚弱得无法站起。我在马桶边跪着，凝视着水中旋转着的奇怪塑料片。

我吓坏了。看到自己吐出来的全是塑料，感觉那么不真实。

他们为什么要用塑料做比萨？下毒。他们想毒死我们！

昨晚，6月16日，我们庆祝了我的最后一次注射，这是我曾经发誓会跨过的终点线。我喜气洋洋，也非常疲惫。感觉就像刚从大学毕业，并且得了班里的最高分，或者像跨过了马拉松的终点线。免疫治疗终于结束了！12周以来，我一直希望自己可以承受治疗的艰难——满身发痒的疹子、肠胃问题、甲状腺功能丧失，现在它们终于结束了。

最后的就诊最为漫长——6个多小时里，等待验血、等医生、等待装在透明塑料袋里的药物从药房拿过来，然后一滴滴缓慢地滴入我的血管。随后，米雷克和我都倍感疲惫，我们都不再考虑做晚饭。从医院回家的路上，我们停下来，在一家当地餐厅买了外卖比萨，之前我们很少这样做。

我们不常去餐厅或点外卖，通常是由我做饭，这也是我最大的乐趣之一。在美国，我利用了以前难以想象的挑选食物的自由，尽可能多地做饭。不管一天过得怎样，不管是因为乳腺癌而做化疗、乳房切除术后的恢复还是脑部手术，多少年来，我都不曾中断做饭。每次参加完马拉松和铁人三项，我回到家疲惫不堪，但我仍会准备晚餐，浑身洋溢着幸福。

我通常会做一些简单健康的食物：意大利面配炒菜和磨碎的帕尔马干酪；烤鱼、烤土豆和芝麻菜沙拉；鸡肉炒甜豌豆、番茄、洋葱，再用大量的红辣椒调味。米雷克和我喜欢坐在宽敞的饭厅里，一边享受红酒，一边看着树林，常常能喝一整瓶。我们聊着一天中的事情，重温一场公路赛，说着我与格西亚、维特克或玛丽亚的日常谈话内容。这是我们放松身心、了解彼此情况的神圣时刻。我们的晚餐至少持续两个小时。晚餐快结束时，我们会喝浓浓的热茶。

现在，凝视着马桶里的片片塑料，我后悔自己打破了之前的习惯。

那家餐厅在比萨里塞满了塑料！都是塑料袋的碎片！只是为了让比萨看起来更大，所以他们能收更多钱！我早该猜到的！芝士太白了，白得奇怪，皱巴巴的纹理，怪异的不像真的食物。尝起来也不像真的、脆脆的比萨。底部浸泡在某种奇怪的液体中。而顶部！盖着难嚼的、不能吃的塑料！

我怒火中烧。我们中毒了！

"米雷克，起来！"我冲进卧室，"那个比萨有毒！是塑料做的！"

他从床上坐起来，试图安慰我。

"没有毒，"他温柔地说，"比萨不那么好，但没有塑料或其他类似的东西。"

"不，听我说，"我说，"我刚才吐了。那个比萨是塑料做的！我在马桶里看到了漂浮的塑料。芝士是塑料的，外皮也是塑料的。"

"但我没有生病啊，"他抚慰我，"呕吐是不是昨天的注射引起的反应?"

他轻柔地拍着我的背,问我是否需要喝水。"躺下来,快点睡觉,"他敦促着,"一会儿就好了。"

我说我们以后再也不去那里吃了。米雷克同意了,但当他睡着后,我躺在他旁边,满心愤怒和怀疑。

为什么米雷克看不出发生了什么?他为何要替比萨店辩护?

早上,我给格西亚打电话,告诉她街那头的比萨店试图用塑料毒害我们。

"妈妈,"她小心地说着,"我认为你应该给阿特金斯医生或他的护士打电话。"我能听出她声音中的担心。"请给他们打电话。"

"这不是我的问题!是比萨店的!"**格西亚为什么不相信我?**

"妈妈,请你给他们打电话,好吗?"她加重了语气。

"不,不,我很好,"我说,"就是那个比萨太糟糕了。别担心,事情已经过去了。"

星期三和星期四,我早上开车去上班,在大脑银行度过平凡的日子。星期四下班后,我会去当地的游泳池游泳,然后去买食品。当我带着食品回家时,我告诉米雷克我感觉很好。晚饭后,当我坐在电脑前继续写我的人生故事时,米雷克发现我打字有困难。他还发现我并不知道自己的问题有多严重——我没发现一些单词拼错了。米雷克没有对我说什么，而是上楼给格西亚打电话。他们讨论了比萨事件和我那晚剧烈的头痛。他们对我的行为非常担心。

第二天一大早，星期五，格西亚给我打电话。

"我真的认为你应该联系阿特金斯医生，"格西亚说，"我会写一封邮件给他，然后发给你。你可以将邮件转发给他的护士。"

几分钟后，我收到了格西亚希望我发送的邮件："我女儿希望我把这件事说出来，尽管我自己感觉很好。她有点担心我在开车方面，也许还有思考方面可能出现了一些微妙的变化（轻度健忘、忘记在正确的路口转弯）。这可能是压力、情绪低落或其他原因造成的。考虑到持续的头痛，特别是前几天的严重头痛，她担心我的脑部病灶周围出现了肿胀或发炎。请把这种情况告诉阿特金斯医生，看看他有什么想法。非常感谢。"

我非常愤怒。我的女儿正在背叛我。

格西亚是名非常聪明的医生，我知道她很难过，很担心我；但她不理智，表现得有点歇斯底里。而且她真是管的太宽了。好像我真有什么毛病似的。

我心智健全，人生经验比她丰富得多。对于我自己的和我们所有人的健康，家里每个人都尊重我的直觉和判断。格西亚可能是个经验丰富的医生，但她感觉身体不好时，也会给我打电话。孩子生病了她也会给我打电话，不只是诉说她的担忧和寻求安慰。她总是需要我的建议。妈妈，你认为严重吗？我需要给儿科医生打电话吗？如果发烧变严重了该怎么办？如果……我总是会告诉她我会怎么做，她也通常会听从我的建议。总之，我仍然是她睿智的、值得信赖的妈妈。那她为何要这样对我？

"很抱歉，免疫疗法没有起效"

我给格西亚回了封电子邮件："我不会写的，我可能会给医生打电话，但请不要告诉我该做什么。妈妈对自己的命运负责，会做自己认为适当的事情。我知道你很担心，我很感动，但请让我自己做决定。我很好！"

不一会儿，格西亚回了电子邮件："妈妈！好的！我尊重你的决定，会按照你希望的去做。"

我没有给医生打电话。过了一会儿，格西亚给我打电话，再次提出由她去联系医生。不知出于什么原因，我没有再拒绝。一小时后，我接到阿特金斯医生的护士的来电，她说已经收到格西亚的电子邮件，希望我立即去医院。她安排了一次紧急磁共振成像，一小时内就要进行。

"我们去做磁共振成像吧。"米雷克说。虽然他并没有催促我，但他说话的方式使我生疑。

格西亚为何密谋反对我？米雷克也站在她那边！他们都要和我作对！

我仍然恼火，但同意去。我拿起车钥匙，出去了。

"你一直在辨认方向上有些困难。为什么不放轻松，让我来开车呢？"米雷克建议道。

"我一直都在开！"我争辩着，爬进驾驶座。他不情愿地让步了。

我们刚上了公路，他就开始喊道："小心！小心！"

他到底是怎么回事？

"你没在车道内开车！"他喊道，"保持在车道中间！不，不，你又跨过线了！往回开，往回开！"

"我没做错什么！"我坚持道，"只是从你坐的位置看起来不同。你为什么总是对我这么挑剔？就不能安静下来吗？"

后面的车开始按喇叭，我意识到快撞上左侧的卡车了。最后一刻，我来了个急转弯。米雷克把头埋在了手中。

"哦，得了吧。"我说，"没什么事，没什么大不了的。别记在心上。"

后面的路程平安无事，我们在乔治城磁共振成像中心办理了登记。一名护士把针扎进我的手臂静脉，注射造影液。

我躺在一张窄床上，一名技术人员把我推进强磁体中，它看起来像一根很紧的管子。我的头被固定在塑料箱内，身体裹在白色的毯子里，整个人看起来像一具木乃伊。

磁场开启、关闭，伴随着看不见的振动线圈发出的巨大敲击声，我躺着一动不动。在管道里什么都看不见，我一个人，混乱的脑中纠缠着各种思绪。磁共振成像机器"咚咚咚，咚咚"的声音，变换着韵律和声调，奇怪地令人放松。我喜欢这种孤独，我感到舒适和安全，可以快乐地待在这片狭小的地方。它为我隔绝了外面世界永不止息的刺激。

一小时后，磁共振成像结束了。我穿好衣服，看见米雷克在大厅等我。

"做好了，"我说，"我们回家吧。"

我们还没到停车场，米雷克的手机响了。

"什么？为什么？"他说，"哦，好的，我们马上到。"

他转向我说："我们必须立即去急诊室。"

"为什么？发生了什么？"

"护士说你的脑部肿得厉害。"米雷克说。

我们走过去时，我发现我的头痛回来了，持续而强烈。

到了急诊室，他们很快把我带到一间里屋，检查我的血压，结果非常高。他们把我带到一个小隔间，我躺在帘子后的床上，周围是遭受创伤的人和急救的可怕噪音。隔间外，人们跑动、呼喊、哭泣、尖叫。自从发现脑部出血的肿瘤，仅仅 5 个月后，我又来到了这里。

但是我一点也不担心。事实上，我并没有完全明白我们为什么在这里。米雷克的眼睛充满悲伤，脸上布满苦恼，可是我不理解他为何如此难过。我试着让他高兴起来，试着开玩笑，然而他的表情没有变化。他只是握着我的手，看着我。

一会儿，我的肿瘤医生阿特金斯医生和他的两名护士来到隔间。他们十分悲伤地看着我，我想他们肯定搞错了什么。他们不应该担心我，为什么要担心呢？

"磁共振成像显示你的大脑出现了新肿瘤，"阿特金斯医生说，"真的很抱歉，免疫疗法没有起效。"

我看着一张张脸。米雷克神情严肃。阿特金斯医生似乎深感失望，好像他辜负了我。

可怜的医生。他不明白，我现在状态好着呢！

"脑组织还出现了肿胀和严重的发炎，"阿特金斯医生继续说，"我会立即给你开高剂量的类固醇，以减少肿胀，你也需要立即住院。"

哦，阿特金斯医生，我真替他难过。让我来安慰他。

"不，不，请等等，"我说，"我不想使用类固醇。我从阅读中得知，类固醇会减少我的免疫反应，干扰我的治疗。而且我知道免疫疗法起效了，这一点我知道。脑部出现发炎，我也很难过，但你知道会出现这种事情的。免疫疗法常常会先遇到挫折，然后才会取得进展。别担心，我会好起来的。"

我看着阿特金斯医生，然后看着眼里充满泪水的米雷克。两名护士看起来好像也快哭了。

真是大惊小怪，莫名其妙！我要跟他们解释下这究竟是怎么回事，或许他们会平静下来的。

我说："治疗开始时，肿瘤经常会先变大，我记得仅仅几周前从好几部科学出版物中看到了这种说法，我发誓确实看到了。磁共振成像上的肿瘤看起来可能比实际更大，因为我的 T 细胞正在与黑色素瘤细胞战斗，正在杀死它们。你们看到的恰恰证明我的脑中正进行着这场激动人心的战争。我们需要给我的身体时间来清理这个丑陋的战场。我们只能等待，请相信我。"

然而，阿特金斯医生摇着头。他们看着我，目光穿透了我，他们的眼睛闪着光，面容肃穆。他们相互交谈着，并没有真的听我说话。他们的身体倾向我的床，审视着我的脸，忧心忡忡。

我替他们难过，我希望他们能理解我的话是对的。

米雷克告诉我，格西亚正从纽黑文赶来。几小时后，她来了，和我们一起待在我刚搬过去的医院病房。看到她，我惊呆了。"格西亚，我的宝贝，你没必要这么做的。我真的很好。"我想让她放心。她开始哭泣。她取消了计划了一年的、与杰克和孩子们的意大利旅行，匆忙赶到这里。我很高兴她和我们在一起，但对她的决定和她情感的爆发很震惊。

"为什么这么激动？"我告诉格西亚，"我很好，我真的很好！"

现在差不多是晚上了，格西亚像1月时那样，爬上床，和我一起睡，她的疲惫和难过也像当时那样，和她这般亲近，我感到很高兴，但仍不理解她为何如此急迫。我不知道如何说服她，米雷克和阿特金斯医生真的没必要如此烦恼。

几小时后，米雷克和格西亚回家了，告诉我他们将在早上回来。"当然了！"我高兴地说，"我会好起来的，我真的不需要什么。不用担心，也不用着急，早上骑车好好散散心。"我没有带牙刷或者换洗衣服，但我感觉良好，积极乐观。头痛消失了。几小时后，我给他们发了一张自拍，照片中的我穿着病服，躺在床上，面带微笑。

事实上，那天晚上我过得并不平静。医院的夜晚向来不好过，太多的喧闹和噪音、闪光和哗哗作响的机器。黎明时，一名护士检查我的脉搏、更换静脉注射架上的袋子时把我吵醒了。从睡梦中被吵醒，我感到很生气，我还感觉很饿，非常饿。

"早餐什么时候送来？"我问道。

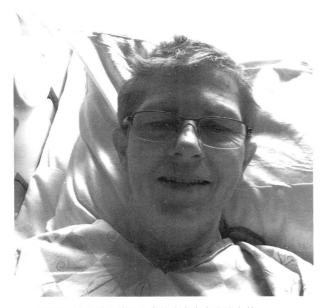

图 7-1　我从乔治城医院发给丈夫和女儿的自拍

"很快。"她答道。

"但我饿了！"我回应。我饿了。我想吃东西。这是我唯一的想法。

7 点钟，早餐仍然没到。8 点，9 点，早餐依然没送来。我的怒火瞬间升起。护士再次出现时，我猛然走了过去。

我责备道："早餐现在还没来，究竟是怎么回事？这家医院真是糟透了。我住院，我的保险每天支付几百美元。太可怕了！早餐可能要花 100 美元，而且还送晚了！"

我向所有进屋的人重复着我的抱怨。10 点钟到了，早餐还是没来。格西亚和米雷克也都没来。当他们终于打来电话时，我告诉他们，我很恼火他们现在还没带点食物过来。挂了电话，我走进护士站，拖着静脉注射架，要求吃早餐。护士解释说，因为我是新病人，订早餐要比平常花更多时间。我气冲冲地走开，在走廊拦住一名医生，坚持让他听我的喋喋不休："连早餐都没有！多么可怜，多么不负责任。我的保险为早餐付了钱！"

没有人能逃过我的长篇大论，无论是护士还是其他患者。他们都需要听我的早餐故事，不听不行。

最终，早上10点半，医院工作人员把我的早餐带来了，这时米雷克和格西亚也带来了我最爱的早餐：燕麦粥配水果和坚果。我先狼吞虎咽地吃完医院的早餐，但我还是高兴不起来。我反复向格西亚和米雷克讲着迟迟不到的早餐，一遍又一遍。每个进入房间的医生和护士都要听这段不公平的故事。他们试图询问我的头痛和其他医疗问题，可是我只想告诉他们食物来得太迟了。我还是很饿！他们就不能带多点吗？

我看到女儿有点恼火了。她告诉我别说了。"妈妈，你难道不知道自己病得很重吗？"她说着，眼睛湿润了，"你脑子里有新肿瘤。你的生命有危险，为什么还要计较早餐和食物这种不重要的事情？"

我不敢相信自己听到的。"早餐,不重要?"我反驳道,"当然重要,对我很重要。"

格西亚离开了房间。我能听到她就在门外,和一位刚检查过我情况的医生谈话。她哭着又进来了,她的情绪反应让我不解。

我对她说:"你为什么想要谈论肿瘤和悲伤的事情?有什么用?我能对它做什么?你反应过度了。"

"妈妈,你病得厉害。"格西亚回答道,"你不知道吗?"

"你在惊慌失措。冷静下来!"我说,"整个世界都在与我作对!"

"我不认识你了!你不是我一直以来认识的那个妈妈!"她继续啜泣。

我静静地凝视远方。

没人喜欢我了。简直不敢相信,他们竟然不同意我在早餐问题上的观点。10点半才吃早餐?花了钱就得到这样的服务?

在医院,我继续风卷残云般吃完餐盘上的食物,同时要求家人从家里带更多的食物。我发现医院的饼干格外诱人。我把它们吃完,然后寻找更多吃的,所有食物都那么美味。

第二天下午3点左右,6月21日,星期日,我出院了。我将继续服用高剂量类固醇,并与阿特金斯医生预约几天内详谈我的病情,讨论可选的方案。在那之前,我们只能等待。

家人没再提起进一步治疗的可能性。死亡像幽灵一样在我们中间徘徊。

到家时，我仍然很饿，并坚持做晚餐。让我困惑不解的是，尝试做饭的时候，我找不到锅碗瓢盆或其他需要的东西。当米雷克提出要接手时，我告诉他别管我。格西亚也试图帮我，但我把她狠狠批评了一番。最后她也退缩了。我们3个人的晚餐，吃得近于死寂。

接下来的几天，我发现准备晚餐越来越难了。我不知道如何调整原本只为米雷克和我所准备的食谱的量，不知道怎么做才能让格西亚也够吃。我还忘了即使最简单的食谱中的配料比例：这么多面粉要加多少水，这么多水要加多少盐。我完全丧失了规划的能力，不知道应该先做哪道菜，以便合理安排用餐时间，甚至不知道哪道食谱中应该在何时加入哪些配料。我甚至不会烤面包了。多少年来，我每周都使用来自波兰的发酵剂烤面包。不管怎么尝试，我都记不起怎么做了。

尽管暂时感到很沮丧，但我并没有反省这到底意味着什么。我似乎忘了，仅仅几周前我还很擅长这些事情。我没有把不能做最爱的菜肴与脑部的严重问题联系起来。

做饭很困难，可是我对食物的执迷仍然继续。6月中旬到7月初，我重了10磅，但我毫不在意。1月份，做完脑部手术时，我非常瘦，体重 118 磅，是成年后最瘦的时候。不过很快我的体重就飙升至 138 磅，比我平时想的自己 5 英尺 6 英寸的身体能承受的体重多得多，然而我并不在意。类固醇经常造成体重增加，这只是问题的一部分。我忍不住吃东西，并不是因为饥饿，而是这些食物太诱人了，让我想吃！为什么不呢？

格西亚担心这么多糖会影响我的健康，所以温柔地建议我试着控制一下贪婪的食欲。作为一名内分泌学家，她特别担心我的健康，因为我在服用类固醇，而类固醇与过多的糖结合可能会引起高血糖症（Hyperglycemia）。

格西亚说："妈妈，你不想把这些冰淇淋全都吃完，不是吗？"

我反驳道："别管我，别告诉我该吃什么。这是我的事，不是你的。"

我对食物的痴迷是额叶问题的典型特征，但当时没有人意识到这一点。再加上类固醇本身也会增加食欲。额颞痴呆患者的体重通常会快速增加，因为他们的进食欲望没有了抑制剂。当额叶皮层正常运行时，人们有能力权衡满足欲望的利弊。当这一功能丧失后，患者就会为所欲为，不考虑后果。

我喜欢甜食，所以我就去吃，就这样！

然后——你会死去

6月24日，星期三，格西亚、米雷克和我回到阿特金斯医生的办公室，了解我的后续情况。我很好奇他会说什么。类固醇使我充满能量，我感觉极好，相信不管有没有新肿瘤，我都在恢复当中。

登记时，我朝前台人员微笑。但是格西亚和米雷克情绪不佳。他们严肃地坐在候诊室里，直到阿特金斯医生的助手过来找我们。

"你好！"我心情愉快地对她说，"很高兴又见到你！"

她领着我们进了检查室，给了我一个悲伤而飘忽的微笑。

阿特金斯医生进来了，表情凝重。他让我们坐下来。他的三位护士，凯莉（Kellie）、布丽奇特（Bridget）和多萝西（Dorothy）站在他附近，看起来很伤心。

"下午好！消息能有多坏？"我愉快地说，试图让大家的情绪好起来。

阿特金斯医生说："你知道，你的脑部有很多新肿瘤……"

我插嘴道："我们只需要处理掉这些肿瘤就行了。我之前有过新肿瘤，它们最终会萎缩、消失的，相信我。"

最靠近门的护士布丽奇特禁不住哭了出来。她把脸转过去，擦掉脸上的泪水。

"真的，没什么事！"我安慰他们，"我是说……"

"你的脑子里至少有18个肿瘤。"阿特金斯医生说。

格西亚倒抽了一口气。

阿特金斯医生说："你知道，你参加临床试验时，脑子里有3个肿瘤。自上次磁共振成像之后，你的脑子里出现了15个新肿瘤。"

"18个？"格西亚说着，嗓音嘶哑。米雷克在我旁边一副紧张的样子，但没说什么。

我说："嗯，我认为情况并非如此，你看到的是其他东西，可能是发炎或其他……"

阿特金斯医生打断了我的话，提议让我们去隔壁他的办公室看我的扫描结果。格西亚和他一起出去了，我没有跟着，米雷克留下来陪我。他们回来时，格西亚的眼里闪烁着泪水。

扫描结果显示，我的脑部分布着微小却明显的黑点。阿特金斯医生告诉我们，有超过18个葡萄干大小的肿瘤。他说，最大的几个肿瘤位于额叶和顶叶，但肿瘤也分布在颞叶、枕叶和基底神经节（Basal Ganglia）上，那是位于大脑底部的一组脑结构，有助于协调运动。后来，格西亚告诉我，在扫描图上，我的大脑看起来像一块葡萄干面包的面团。

阿特金斯医生说，最大的肿瘤位于额叶，有杏仁大小。

"难怪你表现得如此不像你自己。"格西亚静静地说。

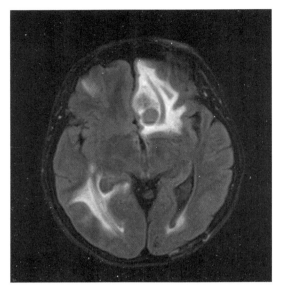

图 7-2　6 月 19 日的脑部扫描，阿特金斯医生从中发现了新肿瘤和广泛的肿胀。白色区域显示肿胀，肿瘤为圆形斑点。肿瘤中最清晰的位于图像上半部分，呈方形，在我的额叶部分

"真的吗？格西亚，我表现得没什么异常吧？"我说。

阿特金斯医生向格西亚点点头，继续说："扫描显示出多个模糊的白色区域，表明你的大部分大脑肿得厉害。"

"妈妈，我爱你。"格西亚用波兰语说。

"但这些类固醇会止住肿胀的！我已经感觉好多了！"我说着，我的笑容更灿烂了。

我向米雷克望去，他也正凝视着我。我看着护士，她们再次泪水盈眶。

他们为何都如此悲观？他们反应过度了。这种无望的情绪真是完全没有必要。

"很抱歉，免疫疗法没有起效。"阿特金斯医生又说了一遍，"我真的希望它会起效。"

没有人再说话。屋里弥漫着沉重的气息，但我不会放弃。

我问："好吧，那下一步怎么办？我们要做什么？"

"我们会对肿瘤进行放射治疗，"阿特金斯医生说。"我们的放射肿瘤医师肖恩·柯林斯（Sean Collins）很快会联系你。"

但我们都知道放疗不是治愈的办法。

"然后呢？"我问道，"如果这样不行怎么办？"

阿特金斯医生犹豫着。

"请直接告诉我。"我说，"下一步是什么？"

我感觉问题好像与我无关，就像一名科学家询问着罐子中的样品，好像我们讨论的内容和我自身的死亡没有任何关系。

"随着肿胀增加，对大脑造成更大的压力，你可能会陷入昏迷。"阿特金斯医生说。

昏迷？昏迷吓不倒我。这听起来令人欣慰，就像睡觉一样。

"然后呢？"我问道。

"然后——你会死去。"他安静地说。

我说："好的。在此期间，我应该做什么呢？应该如何准备？"我以就事论事的态度询问，好像在征求院子防风雨的意见。

阿特金斯医生似乎不确定该怎么回答。最终，他说："是时候为最坏的情况做准备了。你应该把事情安排好。"

房间里的其他人都在强忍着眼泪。

我一点想哭的感觉都没有。

"好的。"我点头，"我喜欢制订行动计划。我会把事情安排好的。"然后，我立即意识到我不需要做什么了。实际上，几个月前被诊断患有脑瘤时，我就已经把自己的事情安排好了。想到已经做好了准备，我更加感到镇静和满意。

其他人看起来心力交瘁。

他们看起来都很难过。但是我很好啊，他们会明白的，我很好。

对于死亡，我们不再谈论一字。回家的路上，格西亚、米雷克和我并没有说什么。

我坐在乘客席上，脑子里回顾着读过的有关免疫疗法的文献。我确信脑部的肿胀和新出现的肿瘤都只是处于临时阶段，最终会治疗成功的。我记得研究中提到过一些病例，肿瘤先是肿胀，然后萎缩、消失。我能记得读到的有关治疗的内容，这种能力并未消减，这使我保持乐观。

从我研究精神分裂症的长期经验来看，脑部问题会导致判断力变差，无法认清自身的精神缺陷。但现在，多年的专业知识并没有帮助我看清事情的真相：我正失去理智——以及生命。

70 美元的 20% 是多少?

几天后，6 月 28 日，星期日，格西亚和我来到当地的家得宝（Home Depot）①。

蓝色、橘色、粉色、红色、白色。

各色凤仙花排列在花园区的凉棚下。

"妈妈，我们在这里已经 15 分钟了，"格西亚说，"挑一些就好了。"

我做不了决定。我们需要买多少? 我想要什么颜色的? 我喜欢珊瑚色，可是这些花都不接近那种色调。这是珊瑚色的吗? 我不确定。可能是。但这些植物看起来不新鲜。有点枯萎。嗯，可能不是珊瑚色，可能是红色。

格西亚沮丧地叹气。

我没法做决定，就放弃了。花了半小时仔细查看花朵，最终选择了某样不确定是紫色还是红色的东西。我们上了我

①美国家居建材用品零售商。

165

的车，格西亚把车开到附近购物中心的一家亚洲餐厅，买了一份特别的餐点：为米雷克过生日准备的寿司外卖。

离开家得宝 45 分钟后，我独自一人坐在餐厅的柜台边。周围的人来来去去，大声说着我听不懂的语言。现在是午餐时间，这家休闲小店的繁忙时段。店里挤满了来自世界各地的人们，特别是最近这一波移民到北弗吉尼亚郊区的韩国人。不知为何，现在我觉得这种喧闹令人愉悦。

这种分神让人愉悦，因为我的思绪卡住了。我试图想一些事情，却想不起来。外面炎热，餐厅内闷热。空气中充满异域的香气，韩国泡菜、一盘盘热气腾腾的面条汤、周围桌上烤着的腌肉、大蒜、生姜和酱油，与我们平淡的波兰菜大不相同。我们的波兰菜用波兰饺子（Pierogis）、卷心菜和肉，再加入洋葱和野生蘑菇一起炖几个小时，直到它们变成褐色的黏糊状。我们家几年前就基本不吃这些食物了。为了纪念波兰的传统，我们在节日期间食用这种菜肴，品尝它们带来的怀旧之感。

米雷克选择寿司作为他的生日晚餐，这是他的最爱。我差点忘了明天 6 月 29 日是他特别的日子。我今天早上给身在波兰的 87 岁的母亲打电话,这是我们的每周谈话。她问道:"明天是米雷克的生日吗？"我记不起来了。我知道每年的这个时候在我们家很重要，因为我们会庆祝两个人的生日：米雷克和我的妹夫雷沙德的生日。但是哪一个的生日快到了？我不知道。"我想是的。"我含糊地回答。

当然，我得和格西亚核实一下。"明天是雷沙德的生日，还是米雷克的？我不记得了。"

"明天是米雷克的生日。"她说，"雷沙德的生日在几天前。"

我竟然记不起这个已经结婚近30年、一直全心全意爱着的男人的生日，我本来应该对此感到惊讶。许多年来，他的生日也曾是我用来解锁手机的密码。但现在我不会轻易感到奇怪，记不起的事情太多了。数字尤其难记，日期也很难记。

由于我准备明天去做放疗，格西亚和我决定提前一天庆祝米雷克的生日。现在，我坐在餐厅里，凝视前方。我能看出来女服务员好奇我在做什么。她们面带善意的微笑，问我是否还需要其他东西，是否还需要帮忙。我谢过她们，摇了摇头。那个隔着柜台的寿司厨师，高大、帅气，正在做一个寿司卷。他把各色配料切碎，用手把裹着海藻的糯米卷起来，把花样繁多的调味汁挤在上面。他的手指在不同的瓶瓶罐罐中蘸着什么，时而向我投来羞涩的微笑。

他们已经把我们的外卖订单给我20分钟了，一个棕色的大袋子里装着一盘奶油般的寿司卷，里面卷着鳗鱼、三文鱼和白鲑，搭配着牛油果、芥末酱、海藻、芝麻和其他调味料。我现在仍然坐在柜台前，望着账单，思索着小费该是多少。

可是没什么进展。我看到一张小纸上潦草地写满了数字，却不理解它的意思。我看着那些数字，不知道该怎么处理。我确实记得小费应该是 20%，我的脑海中出现了这个概念，但不明白百分比的含义。我只记得是 20%，没有更多的上下文，这个数字是无意义的。20% 表示什么？怎么计算它？

我仔细查看账单。寿司的价格是多少？应该是那个数字：70。如果食物的费用是那么多，那么小费是多少呢？

我在脑子里反复思索这些问题，急于找到一个答案，却无法找到。我改变了策略，开始在脑子里随便想一个数，然后口头计算。"30 美元？"我小声说，"或者 20 美元？不，那听起来不对。"

我向餐厅前门方向望去，将近半小时前格西亚从那里离开了。我记得她是去把车开过来，这样我们就不用带着托盘走太远。

她为何还不回来？

我感到无助，打开钱包，找出一张 10 美元的钞票。

好吧，也许是 10 美元。

我甘心接受现有的数目，把随机找到的钞票放在柜台上，然后快速离开，这样我就不会被拦住询问钱数是否给错了。我感觉自己像个骗子。

在这期间，格西亚一直坐在餐厅门口附近的车里。

"怎么了，妈妈？你在里面这么久做了什么？"她问道。

我不知如何回答。"嗯，没什么，"我尽量让自己听起来若无其事，"你说付 10 美元小费应该够了吧？"

"你给外卖订单留了小费？"她听起来很惊讶。

"为什么不留？但我不知道怎么计算正确的数额。"

她看上去有点困惑。"寿司多少钱？"她问。

我迟疑着。"70 美元。"我说。能够回想起来，我感到如释重负。

"你算不出 70 美元的 20% 是多少？"

"算不出。"我突然感觉自己太差劲了。

开车回家时，她开始测试我。"120 除以 3 是多少？"

我想了下。"不知道。"我说。

"12 除以 3 是多少？"

"我，我不知道。"

"5 加 10 能算吗？"她试着问。

"15！"我高兴地喊道。

"18 减 5 呢？"

"我不知道，可能是 12？"

回家的路上，我们一直测试着简单的算术问题。我们发现，我可以计算简单数字的加法。但任何减法、乘法或除法都不行，不管问题多么基础。这些计算完全超出了我的理解力。

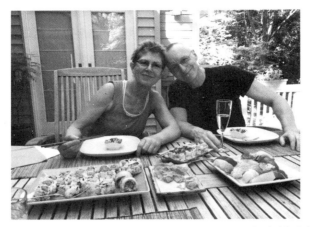

图 7-3　用米雷克最爱吃的食物寿司，庆祝他的生日。我刚刚发现自己不能计算寿司的小费或做其他简单的数学计算

当我们走进家门时，格西亚和我不再讨论，她也没有向米雷克提及这件事，因为我们准备吃寿司来庆祝他的生日。直到很久以后，格西亚才告诉我，看到我退化得那么厉害，改变得那么大，她深感痛苦。曾经我意志坚强、富有成就。曾经我是她机敏的妈妈，教会她数学和逻辑，教会她诚实的重要性，教会她如何享受人生。

她不想让我们之间的角色发生改变，不想像一名医生那样，检查我的症状，观察我奇怪的新行为，试图理解出了什么问题。她想要她那个慈爱、有趣、能干的妈妈，而不是这个困惑、愤怒、自私的"冒牌货"。

正如艾泽尔医生后来向我解释的，我的计算能力受损，被称为计算困难（Dyscalculia）或失算症（Acalculia），最可能与顶叶（位于大脑顶部的额叶后面）的病变和发炎有关。额叶和顶叶加起来约占我们这个物种高度进化的新皮质（Neocortex）的 2/3。新皮质包括脑部的 4 个脑叶。额叶和顶叶的病变或缺陷与早期痴呆患者的计算困难相关。

科学家们已经能够将乘法和减法等数字处理的不同方面，追溯到顶叶的不同分区。因此，顶叶特定区域存在病变的人可能无法正常执行某一类型的计算，但不影响其他类型的计算。在我的情况中，我似乎能够进行简单的加法，但无法做乘法、除法或减法运算。可能是脑部的肿胀影响了顶叶特定分区的功能，而其他部分则相对未受影响。

阿特金斯医生在我们最后一次就诊时指出的顶叶病变可能还引起了我正在经历的其他问题。顶叶在处理地形记忆方面也发挥作用，这种能力使人能够回忆以前去的地方的形态和结构，或者在脑中记住某个地方的地图。它还关系到动作计划（Motor Planning），这是一种规划并执行不常见的技能性任务的能力。它还涉及洞察自身疾病的能力，而我明显缺乏这种能力。现在，上述这些能力我都缺乏。

不可思议的是，我的写作能力一点儿也没有受损；尽管我的短期记忆存在问题，但写作能力却变强了。我的语言技巧不仅完好无损，还意外地变得更强了，或许是受类固醇的影响，我的创造力也被点燃了。每天早晨，我四五点钟醒来，靠在床上，把笔记本电脑放在膝上。满脑子想着如何表达自己的感受。我的情绪和记忆如此强烈，有时又如此怪异，我必须把它们变为文字，这样既可以卸下负担，又可以在这些生动的回忆消逝之前与他人分享。就好像我可以通过将现实生活中的不足之处转移到电脑屏幕这种虚拟的纸上来补偿它们似的。

我写下在波兰度过的童年，慈爱的奶奶暑假时带我们去贝斯基德山（Beskid Mountain）中原始、偏远的乡村。我的心中充满喜悦，那些弥漫着甜甜的干草和牛粪气息的早已遗忘的记忆重现了。我和奶奶、小妹妹一起在树林里采蘑菇，跨过冰冷的溪流，采摘野黑莓。这些50多年前的记忆栩栩如生，让人心生喜悦，我不想让它们消失。我一页一页地打字，回忆着妹妹和我小时候在另一个遥远国度的生活。记忆清晰如昨。

玛丽亚6月来访时，我和她分享了这些记忆。她很惊讶，也很高兴我能把小时候的生活记得这般详细；但我也发现追忆我们的童年也使她悲伤，尽管我当时并不知道原因。直到后来，我才意识到，她像家中其他人一样，想到我将不久于人世就会伤心，而对我的记忆会是唯一留给他们的东西。

整个7月，家人轮流来看我：我的妹妹和妹夫，之后是格西亚,我的儿子和夏安妮,然后又是格西亚。他们陪伴着我,我也喜欢这种陪伴。他们对我如此关心,让我受宠若惊,但他们都焦虑而忧郁。我感觉发生了一些很不好的事,因此他们才会来得这么频繁,但我不知道他们在担心什么。

自从开始服用高剂量类固醇,我就不再有头痛了,这是一种巨大的解脱。我充满乐观,即使最近得知脑中出现了多处新转移的肿瘤也无动于衷。

肿瘤,越来越多的肿瘤。嗯,好吧。今天午餐我要做些什么呢?

我甚至感觉有点高兴。如果不是因为家人知道一些我不能完全理解的悲惨秘密而感到不安,我会感觉更好的。

THE
NEUROSCIENTIST
WHO LOST
HER MIND

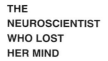

脑中的伤口布满了
绿草和紫罗兰

射波刀手术

从乔治城大学医院出院一周后，我以门诊病人的身份，回医院放射治疗脑部 15 个左右的新肿瘤，包括我参加临床试验之前没放疗的那些肿瘤。两个小得无法靶定的小肿瘤暂时不去治疗。

这是我第一次做射波刀（CyberKnife）[①]手术。与我 3 月时在布莱根做完神经外科手术后接受的立体定向放射外科治疗相反，机器人放射外科手术系统几乎是全自动的。现在，就像 3 月时一样，我躺着，被绑在轮床上，脸上紧紧地戴着一个塑料面罩，以便把我的头固定稳当。这个面罩和之前那个一样，也是用塑料网为我定制的。配合精密的软件通过持

————————
①将小型加速器固定在机械臂上，通过嵌入式低剂量 X 射线探测方式，自动调节机械臂动作，使加速器"铅笔束"射线以亚毫米精度始终固定于病灶空间，发挥超高剂量照射的精确放疗技术。

续的 CT 扫描追踪肿瘤的位置，射波刀可以对我头部最细微的移动做出反应。射波刀利用安装在机械臂上的高能 X 射线机器，从多个方向对肿瘤发射高剂量辐射束。

尽管名称是射波刀，但该手术无痛、无创，没有切口。极高的准确度至关重要，这样既可以破坏肿瘤组织，又不会伤害到健康组织。靶向放疗手术（射波刀或 SRS）依赖于精确的计算和大量的计划，因此需要一支优秀的团队：物理师（比如我妹妹玛丽亚·切尔明斯卡，她是波士顿的一位肿瘤物理师），放射肿瘤学家（比如乔治城的柯林斯医生和布莱根的艾泽尔医生）和剂量师（负责计算放射剂量，确定最佳射束轨迹以尽量减少对健康脑组织的损伤）。

射波刀切除着我的肿瘤，我躺着，一动不动，凝视着暗下来的房间里的天花板。我的思绪飘到了草地和树林中：我想象着看到明亮的阳光和蓝天下飞舞的风筝。我在脑海中用波兰语念诵着诗歌，幻想着脑中的伤口布满了绿草和盛开的紫罗兰，而这些天积聚的悲伤也慢慢消逝在丛林中。

脑部放疗

我们的母亲有一个巨大的头，

绿草长在洞里

透过这些洞，悲伤流入森林，

很抱歉当时感到遗憾。

蒲公英在绿草中

放弃了旧风筝。

在头部的头部，轻笑。

绿色的头很轻。

像冬天的坑一样的洞点缀着我受伤的头，

它们很快就把泥土填满，做了一个花坛。

绿草覆盖着洞穴，花儿开始绽放，

蒲公英和紫罗兰笼罩着神圣的幽暗。

悲伤像水一样从我生病的脑中渗出。

它能安抚焦虑的灵魂，减轻痛苦的折磨。

担心脑袋长草没有意义。

它很有趣，

它咯咯地笑着，

它欢笑，它梦想，

还没有死去。

最终，我被送回家，身体疲惫、僵硬，也如释重负，感觉又完成了一次为了生存的战斗。一时间，我能做的只有等待和希望。

该死的蘑菇！

第二天我放松了下来。丈夫和孩子陪在我身边（维特克和夏安妮现在也在这里），我感到几乎是快乐的，好像我们已经回到了正常的生活。

第三天早晨，离射波刀手术不到两天，一大早醒来，我感觉自己健康、强壮，好像前几周没发生什么大事。这是一个美丽的夏日，我提议去我们最喜欢的训练场地威廉王子森林公园（**Prince William Forest Park**）的树林中做一点轻度晨练。公园由公共事业振兴署（**Works Progress Administration**）在大萧条期间建立，是一个分布着数英里远足和越野步道的广阔区域。

这个月，维特克、夏安妮和格西亚正在准备铁人三项。自从 1 月生病后，我不得不把铁人三项训练搁置一旁，尽管经历了这么多磨难，我从未停止锻炼，不管感受如何，几乎每天都会坚持锻炼，跑步、散步、游泳或骑自行车。今天，我像往常一样，想做一些身体活动。虽然现在走得不快，但

179

在树林里散步会让我浑身放松。所爱的人陪伴身边，还可以远离医生和病房。我渴望这次旅行，我需要尽可能地感觉像正常人一样。

穿过威廉王子森林公园的柏油路是一条约 7.5 英里的丘陵地带的环路。每当为铁人三项训练时，我都会沿着它骑上四五圈，再跑一圈。因为我治疗完严重的脑肿胀刚刚出院，离放疗也只有两天，我决定轻松点，只是沿着 7 英里多的环路走一圈。

"你确定要这样？"米雷克有点担心地问道。

在我们的整场婚姻中，我们总是会确认彼此的状况，但自从我生病后，米雷克对我的安全更担心了。

"我很好，真的很好。"我向他保证。

米雷克把他和格西亚的自行车放进我们的丰田 RAV4 里，然后我们出发了，维特克和夏安妮开车跟在后面。当车停在我们常用的小停车位时，天已经很热了。我们约定运动后在停车处碰面，然后在公园里野餐。他们在路上遇见我时会主动来察看我的状况。

维特克、夏安妮和格西亚骑车出发了。米雷克吻了我的脸颊，拥抱了我，也骑车走了。

我走上柏油路，挥动双臂，大步走着，步伐坚定。森林的气息、鸟儿的鸣唱、高大的树木上舞动的树枝让我感到自由和快乐。我深深地呼吸，肺部充满了芬芳的味道。

一小时后，我经过一片开阔的地方，那里遍布着黄色的鸡油菌。鸡油菌是一种多肉的金色蘑菇，有着奇特的条状菌盖以及强烈的辛辣气味和味道，是我们最爱的食物之一。这些鸡油菌唤起了我对波兰的记忆，在那里它们非常丰富，我们会在夏季住处周围的树林或华沙郊区采摘它们。我们喜欢用各种调味汁烹制它们，或者用橄榄油炒，然后和炒蛋一起食用。

看到这么多鸡油菌，我满心欢喜，想多采点。但是我没有袋子装，就一直快步走着。幸好，米雷克很快骑车过来了。

"后面不远处有一个地方到处都是鸡油菌。"我对他说，"你去车那里拿个袋子，然后我们采一些好吗？我们明早配着炒蛋吃。"

米雷克离开了，我继续走着。快步走了 90 分钟后，我走完了 7.5 英里，并抵达停车点。

尽管两个半小时前刚开始时，我体力充沛，现在却筋疲力尽，感觉像跑完了一场马拉松，身心俱疲。我迫不及待地想休息，想立即吃点东西。

奇怪的是，米雷克还没回来。

我要给他打电话。

然而我记不起他的号码。更加莫名其妙的是，我想不起怎么在手机上找到他的号码。我摸索着手机，然后忘了自己在做什么。

我在做什么？嗯，对了，我正准备给米雷克打电话。但是他的号码在哪儿？我该怎么呼叫他？

我摆弄着手机，想弄明白该怎么做。试了一遍又一遍，不停提醒自己要做什么。最后，我从联系人列表中找到了他的号码，给他打了电话。

"这里的鸡油菌真多啊！"他兴奋地说，"我采了满满一袋。"

"我们现在要吃午餐了。"我生气地说。

"好！"米雷克说，"我在这边等你。"

"不，不！你来这边！"

"我没法把它们放到自行车上，那样会挤坏它们的。"米雷克答道，"我会在路边等你。"

挂了电话，我才意识到自己完全不知道怎么去找他。

我对这个停车场非常熟悉，就像熟悉自家的后院一样。这些年来，我在这里骑自行车、跑步、散步不下几十次。就在一小时前，我还告诉米雷克哪里可以找到鸡油菌。现在我的脑子却僵住了，完全想不出他的位置。开车找他像是不可逾越的困难，完全超出了我的能力。

我站着，手里拿着手机，怒气冲天。*我到底该怎么找到他？*

我决定再给他打电话，可是又一次不知道如何找到他的号码。

我的思绪混乱。**我该怎么给他打电话呢？** 我绞尽脑汁想了又想。费了好大工夫才找到他的号码，我已经非常疲惫，也更加愤怒。

"**现在**赶紧过来，米雷克！"我生气地说，"我不知道你在哪儿！"

"沿着路开过来就行，"他回答，"你肯定会遇到我的。"

"哪条路？"我问道。

"那条路是单行道，亲爱的。"米雷克说。

这让我更加困惑了。**单行道**是什么意思？莫名其妙。尽管我已经开车在这条路上走过几十次了，可是找到米雷克就像一个极其复杂难解的谜题。

"我不知道你在哪儿！"我重复着，提高了声音。

"它就是一条环路，沿着路开过来就行了。"他说着挂断了。

我待在原地，怒火中烧。我找着他的号码，要给他打回去，这次找到号码花了更长的时间。

"你在哪儿？"我问道，快哭了。

"我已经对你说过了！"他说，"赶紧把车开过来接我。"

"不，不，你回来，我累死了！"

"你开车过来会快得多。"他说着，开始生气了。

这时，夏安妮跑完了，回到停车场。她听到我在和米雷克争吵，面带疑惑。当我告诉她我难过的原因——"我不知道米雷克在哪儿"后，她提议开她的车去接米雷克。

"不！"我生气地说，"别管他，让他和那些愚蠢的鸡油菌待在一起好了。"

"我们一起走过去吧，"她温柔地提议，"直到维特克过来。"

我不想和她一起走，我很生气。我决定自己去找米雷克。上车后，我启动发动机。可是我应该向左转还是向右转呢？米雷克说的沿着环路走是什么意思？我脑子里想象不出来。

最后，我随便选了一个方向，开了下去。

我困惑不解，也更加恼火。树木和林地看起来熟悉，却难以辨认。不管我怎么努力思索环路的概念，就是想不起来。

我开得非常慢，怒火也越来越旺。我开始注意米雷克的行为。

我现在又累又饿，他还让我去找他？他最好在外国的大森林里走丢了才好。这是米雷克的错，都是他的错，他给我指错了方向！

往前看，我看到格西亚和维特克完成了自行车部分的锻炼，正沿着路朝我的方向跑过来。之前每次看到深爱的孩子们，我都会非常高兴，但这次却并非如此。我停下来，格西亚上了车。维特克继续跑着，去停车场和夏安妮会面。

看到我面色阴沉，格西亚问道："妈妈，你为什么这么生气？"

"米雷克花了太多时间了！我想回家！他妈的公鸡！^①该死的蘑菇！"

"米雷克正在采蘑菇，"她抚慰地说，"我们很快就到那儿了。"她给我简单地指了下方向，"直走就行，妈妈。"但是我也开始生她的气了。

我说："你怎么那么确定直走就行了？烦死人了，我为什么要为这愚蠢的环路、公园和这一切的错误买单？"

她眼里噙满了泪水。她说："我们都在这里陪着你，你为什么这么生气？"她又问了一遍。

"因为他太迟了！"我几乎尖叫起来。

这时米雷克出现在我们的前方，他在路旁站着，笑着挥手。他的自行车倚在树上，手上提着一整袋蘑菇。他把自行车放到车上，带着蘑菇爬进来。起初，他没有注意到我糟糕的情绪。

"看看这些！"他高兴地说。

我不去看。我想把这些鸡油菌从窗户丢出去。

"我要吃饭！"我喊道。米雷克看着我，一脸震惊。

---

①原文为波兰语。

格西亚提议由她开车，于是我坐到乘客座上。我太累了，不想和她争论。前往野餐地点的路上，我一言不发，维特克和夏安妮会在那里和我们一同野餐。当他们铺开桌布，拿出三明治、水果和格兰诺拉燕麦卷（Granola bars）时，我在一旁生闷气。我们吃得很快，交流不多，我的无名怒火让他们不安。食物有一点帮助，但我仍极度疲劳，对整个世界充满愤怒。

到家后，维特克洗鸡油菌，我上楼小睡。

一小时后，我醒了，然后去厨房准备晚餐。每一天，做饭对我来说都在变得更为困难。现在，我站在这里，却想不起要做什么——连最简单的步骤都不记得了。

"那些瓶瓶罐罐、调羹汤匙哪儿去了？"我嘟囔着，"为什么我找不到东西？"

所有东西都不见了！家人背着我把厨房重新布置了一番！我把抽屉猛地关上，用力拉开橱柜。完全不对，一切都变了。他们为什么要这样对我？

我最终还是找到了需要的东西。当我开始做饭时，做了上百次的简单菜谱看起来就像是复杂的数学方程。

我试着回想食材，并在食品柜里找到它们。这一切变得很困难！我愈发躁动不安，咒骂着，把柜门弄得砰砰响。米雷克偷偷看过来，想帮我。

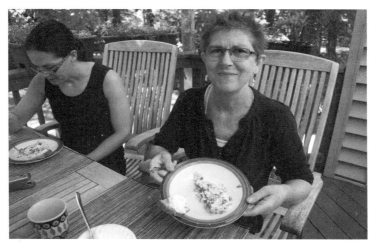

图 8-1　格西亚和我在享用鸡油菌配炒蛋的早餐，时间是那次重要出游后的第二天

"不！"我喊道，"我做饭，一直都是我在做！我不会因为你们把东西搞乱就放弃做饭！"

我最终做出了一些奇怪的混合物，他们礼貌地吃完，晚餐气氛紧张，没人说话。晚上的剩余时间里，我很少说话，即使说话也只是批评他们。

脑袋里发生了交通拥堵

很明显，我做很多简单的任务也倍感吃力，但我仍然非常执着，尤其是想回到我热爱的运动中。我强烈希望不要中断自己的例行训练和日常生活。改变习惯意味着我必须接受自己的不健康。反之，让自己做耗费体力的健身运动就证明我可以克服困难，战胜敌人，甚至战胜脑瘤。

事实上，我感受到的强大和力量只是一种幻觉，主要归因于我服用的高剂量类固醇和求生的本能。

尽管我感觉变好了，但我的额叶皮层功能并不正常。就在几天前，由于脑部的发炎和肿胀，额叶皮层被挤压到颅骨内侧。如果没有在急救室服用高剂量类固醇，我的额叶可能已经遭受永久性伤害了。我可能会永远丧失关键的认知功能，例如判断、社交技巧、同理心和个性等。如果没有及时发现脑部的发炎和肿胀，我的脑干可能会发生梗阻，造成心肺骤停，我可能会死去。

由于我的额叶功能仍然处于受损状态，大脑无法适当应对复杂或艰巨的任务。那天早上我们去公园前，在家时我处在安静、熟悉的环境中，表现得正常。因此，大家都相信我状态真的很好，尤其是我还坚持自己可以在树林里散步，完全没有问题。

走完 7.5 英里后，我变得极度疲惫和饥饿，经过两个半小时的劳累，大脑已经无法再处理任何事。精疲力尽，大脑进入了生存模式。当需要做任何稍微复杂的事情时，例如找米雷克的电话号码、给他打电话、确定他所在的位置、从记忆中搜索对道路的印象、理解环路的含义或者回想单行道该走哪一边，都会让我受创的大脑崩溃。

由于信息过载，我的额叶内部的以及与其他脑区之间的神经连接变得阻塞，就像脑袋里发生了交通拥堵一样。最后，我的高级思维近乎于完全停止。大脑意识到这种危及自身的过载现象（有太多的事情，太多的要求）后，会忽略基本需求以外的一切事情。休息，休息，休息！大脑告诉我。休息，*吃东西！别再做其他事情了！你的生命危在旦夕！*

如果问一个饥饿的、正在学步的小孩，甚至一个饥饿的8 岁小孩，告诉她晚餐快好了，但是她得先解决一个难题。那么她会大喊大叫、又哭又闹，因为她的额叶直到 20 多岁时才会发育成熟，她现在主要受生存本能和基本的情感控制。她不会控制自己的冲动、不理智，集中注意力的时间很短，并且不懂得等待稍后到来的奖励（食物）的概念。她的大脑只告诉她一件事：现在必须吃东西。

对快到终点的马拉松选手做同样的试验。他会直接给你一巴掌，而不会试着解答简单的代数问题。随着能量储备几乎完全耗尽，大脑会把剩余的能量留给对生存至关重要的区域：原始的大脑边缘系统。该区域负责执行自主功能，比如保持心肺运行，调节恐惧等基本情感。

此时，大脑会关闭更高级复杂的额叶。额叶使人具有解决问题的能力和其他人类特有的高级认知功能，包括评估判断的能力。对于精疲力尽的马拉松选手来说，这些精巧的技能不像维持生存所必需的基本大脑功能那样重要，所以它们会进入一种休眠状态，直至有足够的能量让身体得以恢复。

我跑马拉松时也经历过这种现象。最后几英里，我无法计算自己的步数，因为大脑已经无法完成必要的运算。当接近终点时，我只关心跨过终点线，此时精神处于麻木的状态。如果有人打断这种专注，我会非常愤怒。当丈夫鼓励我说终点线快到了时，我会发怒："胡说！还远着呢！"

或者以我年迈的母亲为例。她很聪明，身体完全正常，但是她不能处理多于一个的任务，因为她的额叶已随着年龄退化了，而且很容易过载。当周围出现过多事情时，她会不知所措、惊慌愤怒。

与之类似，精神分裂症患者在认知压力增加的情况下也无法表现良好。大脑成像扫描显示，当精神分裂症患者处理过难的任务时（例如完成复杂的测试），他们的前额叶皮层的活跃程度不如正常人。当他们被要求过多或环境中的刺激过多时，他们本已受损的大脑会更加崩溃。他们很可能会表现得愤怒或者行为不当，就像我在公园的不幸遭遇中表现一样。

在我们去公园前，我基本上没事。但当对大脑的要求过多时，大脑最高级的部分，也是人最特别的部分，就会简单地关闭。我的崩溃也清楚地证明，我还没有脱离险境。为了活下去，我需要更加积极的治疗。

第 9 章

准备好了死亡

像孩子一样尿湿了裤子

7 月初的一个下午，我和维特克一起走在安静、空旷的街道，我紧紧抓着他，像是害怕失去他。我们从家出发，去附近的药店取我的口服类固醇处方药物。我最近一直难以辨别方向，因此和儿子手牵手走着。

我看着他瘦削的脸庞和健壮的身体。维特克成了我满心希望的样子——一名研究大脑的科学家、一位运动健儿、一个和善的人。几周前，他完成了他的首次铁人三项比赛，当时我还在急救室里。现在他正在为下一次铁人三项训练。他的目标是获得在夏威夷举行的科纳铁人三项（Kona Ironman）的参赛资格，这是铁人三项的顶级赛事。他已经遇见他的挚爱夏安妮，夏安妮和他一样，也痴迷耐力运动。我为他感到自豪，他陪在我的身边，我也很高兴。

不过今天我明显感到我们一直以来的角色反转了。我不再是保护他的强大的妈妈。相反，现在他领着我，好像我是他的小女儿。他的陪伴让我感到一种温暖的安全感，也感到奇怪、脆弱和依赖。

我们讨论着日常的事情：他的工作、朋友和天气。空气潮湿，人行道湿滑。这里的 7 月常常如此，已经发生了几场严重的风暴，我却不记得这些风暴了。我知道有过暴风雨，只是因为我看到我们的社区到处都是树枝，还有几栋房子被落在屋顶上的大树枝毁坏了。

我们经过一辆被树砸中的汽车，车顶上横着半棵树。车子被撞坏了，金属变形了。窗户破了，人行道上满是碎玻璃。

"看这辆车！"我对维特克说，"太可怕了，半棵树砸在了上面！"

"是啊，真倒霉。"他表示同意。我们继续走下去。

在药店内，我依偎着维特克，不敢让他从我的视线里消失。当我们等待药物时，他转悠着走开了，去看架子上的药品。

我感到焦虑不安。这里人太多了，乱糟糟的。我开始在店里四处走，但辨不清方向。我撞到架子上，碰到其他顾客，好像我失去了平衡或者不能估算与其他物体之间的距离。我无法良好感知自己身体的界限，无法真正感觉它从哪里开始，到哪里结束，没有真正意识到这是我，那是外面的世界。我感觉自己好像融进了周围的环境。

我害怕起来。我儿子在哪儿？

维特克找到了我，他手里拿着我的药，我抓着他的手臂，慢慢走回家。我们经过一辆被树砸中的汽车，车顶上横着半棵树。车子被撞坏了，金属变形了。窗户破了，人行道上满是碎玻璃。昨晚肯定刮了一场风暴。

"维特克，看这辆车！"我说，"太可怕了，半棵树砸在了车上。"

维特克奇怪地看着我。他好像感到惊讶和不安。我不喜欢这种感觉。

肯定有什么不对劲。我做了什么？

看着他的脸时，我把他抓得更紧了，害怕他走开。

就像早期阿尔茨海默病患者或其他精神疾病患者（包括脑损伤）那样，我也正在丧失短期记忆。尽管我对童年和许多遥远的往事记忆犹新（因此我能写出很多关于它们的内容），但我却记不清几分钟前发生的事情。短期记忆与长期记忆在脑中的处理方式不同，因此痴呆患者常常能记清童年发生的事情，却记不清当天的早饭吃了什么。

长期记忆被储存在我们的大脑中，以保证与之相关的强烈情感的安全，因为它们可能有助于生存。短期记忆更像是等待分类和评估的临时信息。如果重要，就会被保存下来；

如果不重要，就不会被标记为保留，就会消失。

我没意识到自己的记忆在衰退，没意识到自己错过了什么。

"妈妈，我们刚才去药店的路上已经看到那辆车了，"维特克小心地说，"你不记得？"

我不确定，我现在什么都不确定了。

第二天早上晚些时候，米雷克和我驾车到附近的步道。这条步道蜿蜒穿过我们社区房子后面的树林。我们牵着手，在林间漫步，讨论着晚餐做什么、买什么东西之类的日常话题。大部分时间，我们只是享受宁静。

米雷克想回去了。不到半小时，我们到了车那里。他上车后，我告诉他我还想再散会儿步。我喜欢运动。待着不动，我受不了。在办公室，我总是会跳起来伸展身体，在实验室之间四处走动，检查东西。只要有机会，我就会多去户外运动。

"我走回家去，"我说，"我需要多做运动，好吗？"

他犹豫着，然后说不确定我能否找到回家的路。

"得了吧，我们现在离家只有一英里！我当然能走回家。"我说，"和你一样，我对这些街道了如指掌。"

我转过身，开始快速走起来。不一会儿，他开车从我身旁经过。我挥挥手，他也笑着挥手。

这是7月一个雾蒙蒙的炎热下午。周围的世界沉浸在一片我喜欢的安静之中。几只鸟儿欢快地叫着，汽车在远处响着。我愉快地走着，双腿轻快地移动着，手臂有力地摆动着，以增加上半身的血液循环。

起初，我的步伐很快，但并没有持续多久。不一会儿，我感到累了，开始慢下来。我的身体似乎还像治疗前一样，但疾病已经损害了我的健康。因为服用高剂量类固醇，我失去了许多肌肉。我看着自己的大腿。它们曾经满是肌肉，强壮有力，能在各种天气条件下，在岩石小道、沙漠沙地、雪地等各种地型上奔跑、骑行数十英里。而现在我看见这双瘦骨嶙峋的腿几乎支撑不住我。

我继续走着，告诉自己能够克服疾病，改善自己可怜的体形，重新变回健壮的自己。

我穿过一个又一个十字路口，小心观察着路牌。我小心翼翼，不想再迷路。但走了几百码后，我便不再认识这些街道了。我知道它们的名字，听起来熟悉，但不能从记忆中想起它们通向哪里。

好吧，我知道现在离家只有一英里多一点，找到家不难的。我安慰自己，继续走下去。

我不会走丢的，离家这么近不会走丢的。我只需要一点时间走上正确的街道，认出房子，然后就能很容易地找到家了。

我不慌张，也不担心，只是不停地走下去。所有安静的房子看起来都一模一样，所有荒凉的街道看起来也一样。外面不见一个人，炎热把人们禁锢在屋内。没有人修剪草坪或树篱，找不到一个可以问路的人。

我走个不停，但我真的很累了。我需要洗澡，也真的很想撒尿。

我知道几英里内没有公共厕所，这里也没有树林，只有连绵不断的房子。我四处看着，寻找可以撒尿的树丛，却找不到。只有修剪整齐的草坪和树木。

我不能再等了。

我等不了了。

我尿出来了，撒在了短裤里。我没有停下来，也没有放慢脚步，我边走边撒尿。我不想这样，却不由自主地撒尿。我不担心会被别人看到。我沿着街道走着，穿过附近的房子，像个孩子一样尿湿了裤子，却满不在乎。

一小时后，我在十字路口向一辆车挥手，向司机打听方向，却很难说清要去哪儿。我告诉了他地址，但他不知道我所在的街道位置。为了弄明白我住的地方，他问了其他问题，比如我是否住在哪个地标附近，但我无法提供有意义的详细信息。他提议开车载我四处找找，但我拒绝上他的车。不是害怕坐陌生人的车，而是我想走路。走路回家是我的计划，没有任何事能改变它。他提议把我领到最近的主路，希望能唤起我的记忆。

我跟在这个人的车后面，步履蹒跚。潮湿的短裤并没让我觉得困扰。他开得非常慢，我跟着他穿过北弗吉尼亚郊区一幢幢房子的单调红色外墙。我们到达主路时，谜题突然解开了。我认出了我的街区：那幢角落有黄色外墙的小房子，街对面的砖头建筑。我现在知道必须左转到繁忙的道路，100 码后，再左转，就能看到我家的房子了。

米雷克迎接了我，松了一口气。他不明白我怎么这么久才回来。

"我有点迷路了。"我说，"这些街道曲曲折折，很难找到方向。"

"好吧。"他说着，亲了我一下。显然，他很高兴我回家。

"我尿急，忍不住尿在裤子里了。"我说。

他低头看着我湿了的短裤和腿。"亲爱的，"他充满爱意地说，"洗掉就行了。"

这是我第一次在有意识的状态下失禁。接下来的一两个月，我有时难以在膀胱压力增加时控制小便（医学术语是排尿）。如果我在上班的路上遇到交通堵塞，一旦在园区停好车，我就得跑到最近的大楼里去找洗手间。

无法抑制排尿冲动和脑功能有关吗？事实证明，这可能与额叶表面的功能障碍有关。额叶是控制排尿的皮层中枢。大多数存在额叶病变的中风患者会出现尿失禁，额叶肿瘤患者通常直到最后一刻才知道自己的膀胱已经满了，这时他们会失禁。失禁也是痴呆患者的一种常见问题，这种问题在老年人群中也很常见。这种状况的原因有很多，其中多数和脑部疾病无关，例如尿路感染、膀胱壁发炎或者前列腺疾病等。但我这种年龄的人突然失禁，可能意味着大脑出现了问题。

除了痴呆，无法控制排尿也可能是其他精神疾病的症状。托马斯·海德博士（Dr. Thomas Hyde）是我在 NIMH 的一位前同事。他是一位神经学家和精神分裂症研究员。他假设那些后来发展成精神分裂症的孩子比那些没有发展成精神分裂症的孩子花了更长的时间来学习控制他们的膀胱。

事实上，研究发现成年精神分裂症患者在童年时出现尿失禁的比率比他们健康的兄弟姐妹更高。他认为，许多精神分裂症患者儿童时经历的膀胱控制受损可能与前额叶皮质的延迟成熟有关。

这对我来说又是一个讽刺。尽管我没有得精神分裂症，但确实经历了这种病的一些过程，而这种病正是我穷尽一生研究和试图治愈的疾病。

一直以来，我都敏捷、独立、自信，甚至固执。但是现在，这些特点达到了荒诞的程度。我总是忙忙碌碌，盲目地从一项活动跳到另一项活动。我能集中注意力的时间越来越短。当我尝试阅读时，我读得越来越快，却不知道自己读了些什么。我从一页跳到另一页，从一个故事跳到另一个故事，从一个句子跳到另一个句子，从一个单词跳到另一个单词，却不能领会它们的意思。我继续每天和孩子们还有妹妹通电话，却不能完成一次对话。我常常把话说到半截，然后跑到其他地方做一些重要的事，尽管我不确定它应该是什么。我感到焦虑和疲惫，却找不出原因。我也不听格西亚、米雷克和维特克试图告诉我的内容。我是最明智的。他们懂得没我多！

一天，我在《华盛顿邮报》上读到一则故事：附近高中的一名学生以为她被几所常春藤盟校录取了，结果发现是那些学校误导了她。我把这个故事说给米雷克听，可是当我讲完后，他给了我一个奇怪的眼神。

"完全不是那么回事。"他温柔地说。

"我刚刚读过！"我坚持道，"难道你认为我不知道自己读了什么？"

"你弄反了。"米雷克说，"她宣称哈佛和斯坦福都录取了她，结果是她瞎编的。"

"不，不。你完全错了，米雷克。"我生气地说，但是他给了我一个悲伤的微笑。

我的困惑与日俱增。周围的世界似乎越转越快。我有点难以跟上它。我不理解正在发生什么，不能理解其中的意义。世界飞速向前，而我被抛在后面。

我再也无法控制自己

7月初，报纸宣布我等待已久的新的巨型超市隆重开业。我从没想到自己能活着看到这一天。

巨型超市对我有种奇怪的特别意义。它见证了时间的残酷流逝，也见证了我生命的无常和脆弱，尽管我身体强壮、热爱运动、积极乐观。事实上，由于一直在忍受疾病的折磨，我开始对这个巨大的混凝土建筑感到厌恶。

这个愚蠢的商店在我死后仍然会在那里。

现在我终于活到能见证它的盛大开业了，去那里看看对我来说真的很重要。米雷克和我，还有来看我的维特克、夏安妮和玛丽亚都决定去超市见证这次开业。当车子停下来，我打开车门时，却畏缩了。汹涌的人潮和正门入口处欢迎顾客的现场爵士乐队的吵闹音乐让我望而生畏。我的家人没有注意到我的反应。维特克、夏安妮、玛丽亚和米雷克都很兴奋。我记得，我们都喜欢爵士乐。他们站着观赏。

我怒火中烧，小声嘟囔着："怎么回事！音乐怎么这么吵？我都不能和家人交流了！"

他们没有发现我有多讨厌这种情况。我开始对着音乐大喊。"太可怕了！"我大喊，"音乐太吵了！"

他们看起来很震惊，试图劝我安静下来。

"妈妈，音乐很好，"维特克说，"这些人很棒。"维特克会演奏单簧管和吉他，他在夏威夷待过一年，管理一家咖啡种植园，在那里学会了长笛。我喜欢看维特克演奏，这能抚慰我的灵魂，让我心态平和。可是这里的爵士乐让我耳朵疼，就像一把电钻钻入了我的身体，让我痛苦难忍。

我离开了他们，跑着穿过商店，寻找经理办公室。我的家人在后面追着我跑。维特克和其他人试图拦住我，我却要求见经理。

当经理出现时，我喊道："把演出停下来！太吵了！伤到我耳朵了！把演出停下来！"

她看着我，然后看了看我的家人。她还没反应过来，我就转身冲出去了。

我冲过乐队，音乐让我身体疼痛。音符像刀一样刺入我的身体。

我的家人抓住了我。我上了车，关好车门，感觉好多了。车里安静多了，我们静静地开车回家。我的情绪逐渐稳定了下来。

"那个乐队真可怕！"我试着开玩笑。

没有人回应。

我的身体一直处于高度戒备状态，我有一种全身心投入每一件事的感觉，这种高度警觉可能是由压力或焦虑引发的。而这种焦虑反过来又会导致更多的压力和焦虑。更糟糕的是，我模糊地感觉到，我无法控制自己或周围的世界。这种失控感让我恼火。

我这种感观过载的极端反应在脑损伤、自闭症和许多其他大脑疾病患者中很常见。通常，大脑能够处理接收到的感觉信息，并将信息分类为重要的和可以忽略的内容。当这种过滤机制失效时，大脑可能会因为试图处理所有信息而不堪重负，就像一台被太多数据狂轰滥炸的电脑。大脑不再能区分什么信息可以忽略，比如远处车辆的声音或走路时风吹在脸上的感受；而什么信息又是重要的，比如就要撞到你的汽车的鸣笛声。这种噪声、景象和气味的可怕混合让人心烦意乱。当出现严重的感观时，一些人的反应会类似于惊恐发作[1]，就像我在超市所经历的那样。

在我改变了的状态下，我甚至开始无法理解正在自己身上发生的事情。科学家们还远没有完全理解导致焦虑、压力反应和注意力的机制。我们现在确实知道某些精神疾病会破坏这些机制，包括注意缺陷多动障碍（ADHD）和创伤后应

---

①惊恐发作是焦虑症的一种表现形式，亦称急性焦虑发作。

激障碍（PTSD）。我们还知道，许多脑区之间的复杂神经连接网络必须运转正常，人才能成功穿越人类经验的丛林，这里面有各种各样的压力源。

在我受损的大脑中，即使是最无害的刺激，比如令人愉快的爵士乐队演奏，也过于强烈。我无法处理。

拒绝心肺复苏术

那天晚上，米雷克和我正在地下室改造成的家庭影院中用巨大的平板电视看电影。我们依偎在舒适的皮沙发上。这个皮沙发是 6 年前我接受乳腺癌化疗时买的。我们挨得很近，可以感受到彼此的心脏在跳动、肺在吸气，我们温暖的身体交织在一起。米雷克紧紧地抱着我，抚摸着我的胳膊，轻轻地挠我的手。

像这样依偎在他身边，他温暖而充满爱意的手放在我的手上，让我感到安全。在我的脑海里，一种奇怪但并不完全令人不快的混乱正在发生。

黑和白——生和死——黑和白——生和死——黑——黑——黑。

我们正在看一部关于妮娜·西蒙（Nina Simone）①的

①美国歌手、作曲家、钢琴演奏家。

纪录片《发生了什么，西蒙小姐？》(*What Happened, Miss Simone?*)。影像飞逝，音乐响起，她深沉有力的声音让人沉醉。我像是被催眠了，动弹不得。

我用整个身体来感受这部纪录片。她的声音和鲜明的个性不仅穿过了我的眼睛和耳朵，还穿透了我的皮肤，情感的洪流冲击着我，摇荡着我的内心。我如痴如醉，簌簌颤抖，像是饱受摧残的脑袋无福消受。

"声音太大了？"米雷克问，"我可以调小点。"

"别，别调小！我喜欢它！"我说。

黑和白——白和黑——黑，黑，黑。

屏幕上的图像像一个单色万花筒那样闪烁，边缘锐利，多次反射，越转越快。

虽然我很难理解屏幕上的故事，但我无法将自己从看到的画面中抽离。西蒙漂亮、非凡，强大而又脆弱。她的生命充满热情、黑暗和悲剧。我紧靠着米雷克，想着自己即将迎来的死亡。

黑和白，黑——黑——黑。

"能暂停一下吗？"我说。

我起身跑出地下室，上了两层楼，到了我的办公室。我拉开桌子底部的抽屉，疯狂地翻看着一堆文件。

在这里，找到了！

这是我的健康指示。我必须马上往里面加些内容。必须快点，要不就太迟了。拒绝心肺复苏术[①]。我必须立刻把这项指示加进去。

我找了一支笔，翻了翻文件。把这句话加到哪里呢？我吃力地读着文件。写在这里吧。我尝试去写，却想不起心肺复苏术（Resuscitate）怎么拼。我的字迹模糊难辨，写下的字母弯曲、扭动。它们看起来不像是英文或波兰文，抑或是任何其他可以辨认的语言。

我害怕无法传达我最迫切的愿望：**不要弄乱我的身体，不要损伤它，死亡来临时，就让我顺其自然地归去。不要残酷，不要在身体已经死去时强行让我活过来。**

我在健康指示上潦草地写下了应该算是拒绝心肺复苏术的内容，然后跑出办公室。我需要回到米雷克的温暖怀抱。这些年来，我们一直是一支非常优秀的团队：经历过离婚和前夫的死亡，在陌生的国家抚养孩子，在我们只有很少钱时购置并翻新我们的家，还经历乳腺癌。而现在，我们正在经历这场疾病，这似乎将是我们一同走过的最后一段，也是最艰难的一段。

我三步并作两步地跑下楼，感觉一切都准备好了。但是准备好了做什么呢？准备好躺在米雷克身旁，拥抱他？准备

———
[①]在患者心跳、呼吸骤停后，所采取的力图尽快恢复自主呼吸和循环功能的急救措施。

好了死亡？还是两者都是？我把那个可怕的想法推开了。我
已经修改了我的健康指示，还做了一些有建设性的事情，可
以安心休息了。

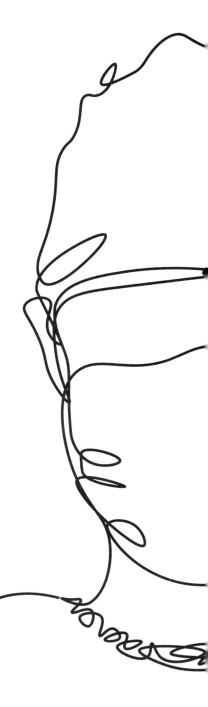

THE
NEUROSCIENTIST
WHO LOST
HER MIND

第 10 章

光照进来的地方

大脑的神奇魔法：自我修复

2015 年的夏天继续折磨着我和我周围的世界。无情的炎热使花草枯萎凋谢。

在一个特别闷热的日子里，我打开门，一股热浪迎面而来，像是打开了一个要命的巨大烤箱。但我还没准备好去死。我关上门，回到凉爽的小窝，这里日夜开着空调。我的医生不希望我开车，于是我每天大部分时间都是坐在客厅的沙发上，用笔记本电脑处理大脑银行的任务或写自己的回忆。

我服用的类固醇正在减少脑部的炎症，也对我的身体造成了巨大的伤害。我原本瘦长的脸现在圆如满月，这是服用类固醇的患者的典型反应。我的体形也变了，这种变化巨大而迅速，让人不忍直视。几周内，我的肌肉和健壮的体格不见了，身体变得笨重、僵硬。我恐惧地低下头，看着我曾经自行车手般的大腿和跑步选手般的小腿，却认不出它们，它们变得瘦弱不堪。肥胖的肚子向前鼓着，不管怎样努力收肚子，都无济于事。我曾经引以为傲的游泳选手般的肌肉，三头肌、二头肌和背阔肌（肩膀上的大肌肉）都完全消失了，取而代之的是果冻般的脂肪。脖子下方的上背部也增加了一层脂肪，让我显得有点驼背。

短短几周内，我的尺码从 4 变成 8。最后一轮放疗后，我开始大片大片地掉头发。我讨厌照镜子，我变成了秃顶的老年版自己。我还是我吗？人要改变多少，才会完全认不出自己？

我仍然坚持锻炼，不过不再跑步或骑自行车，而是在早上和傍晚去附近的树林散步。我和米雷克一起去购物，一路上我会紧紧抓着他，害怕走失，害怕跌倒。我的腿站不稳，失去了平衡。我周围的世界变得摇摇晃晃，时而清晰，时而模糊。我不确定造成这些的原因是什么：大脑还是身体？精神方面还是身体方面？我说不清，这两者很难区分。

所幸我还能夜以继日地写作和工作。类固醇让我兴奋，就像它们在 1 月时发挥的作用一样，那时我正从脑部手术中恢复过来。我再次变得像个躁狂患者，忙个不停，日夜不休。由于不能开车，我在家办公。我和同事进行长时间的电话会议，写报告、回邮件、计划试验、填写行政表格、安排停尸房收集供我们研究的大脑。

　　这些事我都能做，但是做得很吃力。我会忘记字词和任务。我的大脑仍处于失常状态，布满了可怕的坑坑洼洼，被炎症笼罩——我游离于现实和幻觉之间。

　　随着时间流逝，我头脑清醒的时间越来越多。我不知道脑中正在发生什么，可以肯定的是，肿胀在消退，因为我的意识在逐渐恢复。我开始意识到自己经历了一些非常奇怪的事情，一场不寻常的旅程。慢慢地，我开始明白自己经历了怎样的旅程：陷入疯狂，又恢复正常。

　　我最近经历过的事情开始在脑中浮现，仿佛来自前世，仿佛来自意识的最深处。我正在重新掌控日常生活和现实。我就像从一个黑洞中爬出来，开始慢慢地认识周围的环境，看到太阳。我也开始认识到那个洞有多深。

　　我询问米雷克和孩子们，过去几周我的言行举止与以往有什么不同。他们不想讨论这个话题，都在尽可能地少说。我奇怪的行为和仍然悬在头上的死亡阴影让他们深受打击。他们害怕那个陌生的我，害怕那个无情批评他们的，冷漠、困惑、愤怒的我再回来。

　　有时，他们也会小心翼翼地试探，看我能回想起什么，看我是否知道过去两个月对我和他们来说是什么样的。维特克提起不久前我们一起步行去过药店。"妈妈，你还记得吗？"他说，"你没认出半小时前你刚刚看到的那棵倒下的树。"

起初，我什么都想不起来。

我在那儿吗？什么时候发生的？那真的是我吗？

我闭上眼睛，集中精力，绞尽脑汁去想。就在这时，那段被遗忘的生活被我一层层地剥开了。我能嗅到暴风雨的潮湿气息，看到我们沿着散落着树枝和瓦砾的人行道走着。

我突然想起乔治城大学医院主走廊旁边挂着的那句格言：**正因我们的心有裂缝，光才能照进来。** 这句话警醒着我，我喃喃自语："光会透过我饱受摧残的大脑照进来。"

过去两个月的记忆开始慢慢回来了。它们就像受到惊吓的小动物，藏在我意识的角落里。现在它们开始现身，先试探了地面，然后从我备受打击的大脑的褶皱中小心翼翼地探出头来。如果努力回想，我能想起那些基本的事实，看到家人提起的事物：树枝、人行道、损坏的汽车。我开始回想起更多的事情。

奇怪的是，我无法回想起当时的情绪，回想当时的反应和感受则更加困难。当家人在少数场合谈起曾经发生的怪事时，我仔细地听着，却无法将对事实的描述与他们经历的煎熬联系起来。我一点都记不起来，好像我的情绪记忆藏在别处，藏在我还无法到达的地方，或许这些感受从来就没在我的大脑中被编码过。

米雷克问："还记得我们把你从医院接回后的那顿糟糕

的晚餐吗？你那空洞的眼神、僵硬的表情、刺耳的话语伤透了我的心。你当时真的太刻薄、太冰冷了。"

我努力回想。我问了更多细节——那天晚餐做了什么，我们坐在哪里，谁说了什么。

"格西亚和我离开饭桌，到厨房里哭泣。看到你不再是过去的自己，让人难以承受。我们以为你永远不会再回来了。"米雷克哽咽地说，"你让我想到汉斯·克里斯汀·安徒生（Hans Christian Andersen）的童话故事《冰雪女王》（*The Snow Queen*）中的小男孩凯（Kai）。"丈夫的眼中充满了泪水。

我再次绞尽脑汁，曾经的画面像许多年前看过的电影一样重现。

是的，我记得那顿晚餐。我在做饭，结果出了点意外。那顿晚餐有点奇怪。但哪里奇怪呢？是我显得冷漠无情吗？他们哭了吗？很伤心吗？我不记得了。也许那是另一个我吧，完全是另外一个人？

我确实记得小男孩凯的故事。小时候这个故事把我吓坏了。故事讲述了两个小孩凯和吉尔达（Gerda），他们过着童话般的幸福生活，直到一个能将美变成丑的卑鄙妖怪打破了他的魔镜。千百万的碎片散落到世界各地。一块碎片刺入了凯的心里，另一块刺入了他的眼睛。他的心变成了一块冰，他的眼睛只能看到邪恶。

凯变得残酷好斗。他抛弃了吉尔达和爱他的家人，选择生活在冰雪女王的冰雪宫殿的永恒寒冬中。

邪恶的妖怪肯定在我的大脑里埋了一块碎片，让我对所爱的人麻木不仁。他让我变得冷酷无情、毫无爱心。

现在，我冰冷的心开始融化，我回到了过去的生活，像是经历了一场梦。

这些记忆是怎么回来的呢？

大脑有种神奇的自愈能力，能在经历各种伤害和攻击后恢复，这种能力让科学家和医生惊叹。甚至遭受严重脑损伤的患者有时也能几乎完全恢复。尽管我们清楚优良的医疗护理和治疗有助于大脑从脑损伤中恢复，但这种恢复过程是如何进行的仍然未知。奥巴马（Obama）总统在 2013 年启动的"大脑计划"（BRAIN initiative）旨在革新我们对大脑的理解，包括它如何从损伤和疾病中恢复。目前为止，坦白说，大脑的自我修复能力无异于奇迹。

不像身体其他部分的细胞会不断地自我替换，大脑中的神经元通常不会再生。小鼠实验表明，海马中可能会生长出数量有限的新神经元。海马是脑中存储记忆的部分，也是阿尔茨海默病最早影响的区域之一。但这些新生的神经元数量可能很少，也不清楚它们是否能完全发挥功能，也不清楚这种现象是否会出现在人类的海马中。我们确实知道，在对思考至关重要的脑区（比如前额叶皮层）中，婴儿时期（甚至更早之前）出现的神经元会终生保持不变。

事实上，我们从出生到死亡一直都保留着相同的神经元，这可能是我们认为存在"自我"的原因之一。然而，细胞之间和脑区之间的连接会发生什么变化呢？一些连接会变得更牢固，一些会逐渐消失，一些会受到损坏。如果某个脑区受到损坏，细胞间可能会长出新的连接，从而帮助我们恢复一些或大部分受损的功能。这会改变我们是谁吗？

即使经历了创伤和严重的疾病，我们在一生中的改变仍然很少，这一直让我觉得不可思议。即使我大脑 1/3 的区域出现严重肿胀，我仍然是自己，是某个版本的自己。随着继续恢复，我现在仍然是自己；但肿瘤、放射和大脑肿胀都可能在我的大脑和个性中留下印记。它们可能会导致瘢痕形成，对大脑造成持续的损害。脑部接受过放疗、化疗或免疫疗法的患者可能会出现持续的认知问题，包括记忆问题。

当有人问我过得怎么样时，意思就是问我的大脑是否还像以前一样运转，我都会说："我像之前一样。"可是真是这样吗？我的注意力持续的时间似乎变得更短了，也更容易疲劳。我很难集中注意力。跑步、游泳、骑自行车不能像之前那么快了，平衡也不像之前那么好了。

当我问家人我是否变了、如何改变的时候，他们说不确定。

毋庸置疑的是,这场磨难影响了我们所有人。它让我变老了,
也让他们变老了。

最后一根稻草

尽管类固醇缓解了我脑部的肿胀,放疗正在杀死可见的
肿瘤,但家人和我都清楚黑色素瘤细胞仍然潜伏在我的身体
里,并且很可能很快就会长出新肿瘤,它们会失去控制地疯
狂蔓延,像杂草侵入整洁的花圃一样占据我的大脑。尽管已
经接受了许多治疗(放疗和结合使用两种免疫疗法药物),
我仍需要更多的治疗,穷尽所有可能。

因此,阿特金斯医生增加了靶向治疗,这曾是我开始接
受免疫疗法前的最后选项。我听说有一些新药正在研发中,
但靶向治疗是我唯一的选择。阿特金斯医生说我应该立即
组合使用曲美替尼(Trametinib)和达拉菲尼(Dabrafenib),
这两种新药专门针对黑色素瘤中的一个突变基因 BRAF。曲
美替尼抑制 MEK1 和 MEK2 蛋白,达拉菲尼抑制 BRAF 蛋
白。这三种物质都在同一个细胞信号通路中发挥作用,该通
路在黑色素瘤细胞中受到过度刺激,造成不受控制的增长和
增殖。两种名为 BRAF V600 和 BRAF V600K 的突变占黑色
素瘤患者中发现的 BRAF 基因突变的 95% 以上。如果患者

的 BRAF 基因没有突变，那么该患者就是 BRAF 野生型基因携带者，不会受益于这两种药物，因为药物发挥作用的通路未受有缺陷的 BRAF 基因的异常过度刺激。

2015 年 3 月，我的肿瘤被从枕叶中摘除不久后就进行了基因检测，结果发现存在一种罕见的突变基因：BRAF A598T，只有不到 5% 的黑色素瘤中会出现这种突变。在基因组（Genome）中，该突变基因极为靠近常见的突变基因，因此该基因可能会和常见的突变基因一样制造出有缺陷的 BRAF 蛋白。没人知道是否果真如此。

如果我的突变表现得和常见突变一样，那么 BRAF/MEK1/MEK2 抑制剂药物也许能够阻断黑色素瘤细胞的失控激活，并中止其增殖。不管怎样，计划就是这样。我们希望这种药物组合可以治愈我的癌症。

这些新药似乎是我最后的存活机会。它们是小分子，可以轻松穿过难以穿透的血脑屏障并进入脑部。相反，免疫疗法中的抗体是大蛋白质，如果口服的话，就会像其他食用的蛋白质产品一样被迅速消化。因此，它们必须直接注射到血液中。免疫疗法药物实际上并不直接进入大脑，而是修饰能够到达大脑的免疫细胞（T 细胞）。曲美替尼和达拉菲尼的药片看起来很无害，比注射方便得多，我也不必去医院取药。

这些药物并未获得 FDA 批准以用于我这种罕见的突变，

因此我们需要说服我的保险公司来为它们买单。这可能非常困难，因为能证明这种药物对我有效的科学证据很少。而且治疗费用高昂，需要几十万美元。阿特金斯医生预计保险公司会拒绝他的第一次请求，几天后，结果确实如此。

杰克的父母提出愿意支付全部药物费用，米雷克在波兰的妈妈想把她毕生的积蓄寄给我们。但阿特金斯医生建议我们再等等。他希望能找到科学支持，让我免费使用药物或者将费用降到最低。

阿特金斯医生写了一封信，详细解释了我这种罕见的 BRAF 突变需要用这些药物来治疗。我们等了两三天，第四天或第五天的时候，阿特金斯医生给我打来电话：制药公司已经同意为我提供药物，作为"同情用药"。这个术语指的是在没有其他选择的情况下，使用未经批准的新药来治疗患者。换句话说，意思就是*不管怎样她都要死了，这种药物可能有点用，为何不最后试一试？治疗将免费*。

几天后，我收到两个盒子，一个大小如台面冰箱，里面装满了冰和我梦寐以求的昂贵药物曲美替尼，另一个盒子较小，装着达拉菲尼。我激动万分，为盒子拍了照片。谢天谢地！这真是 7 月的圣诞节！

这些药必须有效——它们太贵了，不能让我失望。

我立刻吞下了第一剂药片。然后等待结果。

几天过去了，没什么反应。然后皮疹出现了。

皮肤炎症是曲美替尼 / 达拉菲尼疗法最常见的不良副作用。服用此类药物的患者有一半以上会出现这种药物反应。相比于单独一种药物，两种药物组合使用增加了毒性。同时也意外出现了唯一一种好的副作用：我的睫毛长得长而密，非常乌黑，底部的睫毛都触到了脸颊的上部。

服用类固醇会造成失眠，我每晚只睡两到三个小时。我非常疲惫，经常小睡。我在不断增加的药物中又加上了镇静剂和安眠药。为了避免日照和炎热，每天清晨或傍晚，我继续快步行走 8 英里。由于皮疹和非常干燥的皮肤，我不能游泳，不过我不时会在清晨骑自行车，有时会骑一个半小时。在这场与癌症的持久战中，我像是一名枕戈待旦的士兵，决心保持自己的身材。

到了 7 月中旬，皮疹以我们没有预料到的力量爆发了。可怕的红色伤痕覆盖了身体的大部分区域，我感觉皮肤像是着了火。阿特金斯医生将达拉菲尼的剂量减半（因为可能是达拉菲尼而非曲美替尼造成了皮疹）。几天后，离我开始服用这种寄托着全部希望的药物不到两周，阿特金斯医生让我完全停止服用达拉菲尼，因为我全身都是可怕的斑点。他告诉我，这种失控的皮疹可能会危及我的生命。

我的意识似乎运转正常。我能阅读、记录，可以在工作中与同事进行电话会议。

我又活过来了，但家人很少和我谈论我们在我精神衰退和崩溃期间的经历。我们害怕这种事会毫无征兆地再次发生。

按照时间安排，我会在 7 月 21 日接受另一次脑部扫描。这是我自 6 月 19 日接受那次发现了新肿瘤和脑部肿胀的毁灭性磁共振成像后的首次扫描。奇怪的是，我对这次即将到来的扫描并不担心。我对再次听到坏消息已经处之泰然，因此继续为死亡做打算。我清理了壁橱和抽屉，清理了生命中积存的东西。但是在内心深处，尽管困难重重，我仍希望出现奇迹。

7 月 21 日，做完磁共振成像几小时后，米雷克、格西亚和我聚集在乔治城隆巴迪综合癌症中心的一个房间里，等待阿特金斯医生宣布结果。等待十分漫长。已经是傍晚了，我们都很累，焦虑不安，互不言语，只是凝视远处，咬着指甲，深深地呼吸和叹气。

最终，阿特金斯医生进来了。他脸上洋溢着喜悦。

"好消息！"他说，"起效了！"

我们还没反应过来，他继续说："你的所有肿瘤都大大缩小或完全消失了，你的脑部没有新病变了。"他说，"曲美替尼 / 达拉菲尼组合疗法成功了！"

我没有关注这个重大消息，而是开始争论。

我说："阿特金斯医生，我们怎么知道是这样呢？怎么能把我的改善归功于曲美替尼和达拉菲尼呢？我服用它们的时间那么短，起效会这么快吗？也许是免疫疗法、放疗或者这两者再加上靶向治疗共同发挥作用的。我们已经没机会知道真正的原因了，不会知道发挥作用的那颗魔弹是什么了！"

阿特金斯医生淡然地笑了。"我不关心是什么起效了，你也不用关心。"他说，"肿瘤正在消失，我们应该心怀感激才是。"

我确实很感激。但作为科学家，又有些不满。或许只有科学家才真正理解我，我不满意的是无法准确得知这项以我为对象的独特试验为何会获得成功。

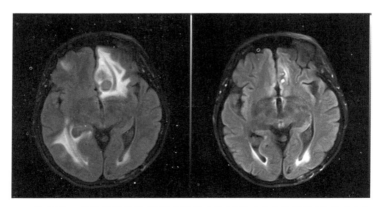

图 10-1　我的脑部扫描，时间分别是 6 月 19 日（左）和 7 月 21 日（右）。肿胀（白色区域）已经大幅减少，包括额叶上的那个肿瘤在内的所有肿瘤都已经消失了

阿特金斯医生提议在他的电脑上向我们展示脑部扫描图，格西亚盯着看，惊叹发生的变化。

她惊叹道："不可思议！肿瘤几乎全都消失了。"

我没有看那图像。一想到要看自己受伤的大脑的照片，我就有些畏缩。米雷克和我静静地坐着，震惊得无法表达自己的喜悦。这一天标志着一个惊人的突破，而我们还不敢相信。

第二天早上，7 月 22 日，米雷克在日记里写下简短的一句话：得知这个消息，我们倍感欢喜。

他的这句话听起来像是一个不起眼的脚注。事实上，我们都处于一种震惊状态。几个月来，我们的情绪备受煎熬。所有人都以为我会死去，然后我似乎得到了赦免，之后却传来更多的坏消息，现在再次得以喘息——肿瘤已经全部消失了。

我们所有人都不记得那天发生的其他事了。

阿特金斯医生认为是曲美替尼／达拉菲尼的联合用药发挥了奇效，因此让我恢复一半的达拉菲尼剂量。接下来的几周变得难熬，因为新的副作用出现了：我的手部、嘴唇和脸部出现了出血溃疡。当我夜晚醒来去洗手间时，镜中的样子非常可怕：我嘴唇渗出的血在嘴周围和脖子上干掉了。我看起来像一个吸了整晚血的吸血鬼。枕头上沾着血迹，床单上也是。脚上的皮肤干裂，每走一步都极为痛苦，脚后跟也在出血。

有几个晚上，我发烧高达 103 华氏度（约等于 39.4 摄氏度），冷得需要在炎热的夏天盖着两层厚被子，裹着一堆毯子，头上还戴着一顶灰色羊毛帽。我颤抖得几乎要从床上滚下去。

还有更糟糕的事情。一天早上，米雷克在地下室锻炼身体，听到一声不寻常的巨响。他跑上楼，发现我倒在浴室地板上，失去了意识，身上满是汗水，睡衣湿透了。我的头顶在出血，身边倒着一把椅子。我刚才晕过去了，头撞到了瓷砖墙或石头地面上，他也说不清究竟撞到了哪里。

过了一会儿，我醒过来了，不知道发生了什么。从那以后，米雷克坚持让房里的每一扇门要都开着，以便他能听到我是否遇险了。

阿特金斯医生决定再次让我暂停使用达拉菲尼，之后也暂停了曲美替尼，就这样，我暂时停止服药。我的皮肤改善了，感觉好多了。我已经有两周没有接受治疗，9 月 1 日又一次进行的磁共振成像显示没有出现新的肿瘤。那些旧有的肿瘤也进一步缩小或者消失了。每隔 6 周，我都会接受新的脑部扫描。接下来的几个月，出现了几个小肿瘤，我们用射波刀放疗对其进行治疗。它们长得很慢，然后缩减了。阿特金斯医生让我停用达拉菲尼，但重新开始服用曲美替尼。

2015 年秋天，我的手、胳膊和头骨顶部又开始起疹子和出血，但我似乎已经变回生病前的自己。我在附近走路时不再迷路，记得怎么做我最喜欢的菜肴，不再不停地对家人发脾气。我每天都会给格西亚和玛丽亚打电话，我们的交流正常且充满关爱。米雷克和我会与朋友们共进轻松欢快的晚餐。外孙们也时常来看我，我会和他们快乐地玩耍。

随着时间流逝，米雷克开始一点点告诉我，我在 6、7 月时的言行举止。他说当时的我和他认识的那个我完全不同，我成了过去的一个影子，他们都担心那个真正的我再也回不来了。

我向他保证自己再也不对他和家人如此刻薄，但内心深处，我知道如果大脑再次出问题，这个承诺也许无法兑现。

偶尔，我会开愚蠢的玩笑，假装失去理智，装作自己不知道在哪里。他没有笑。我意识到这种玩笑很残忍，便不再这样做了。毕竟，我是唯一一个没有目睹这一切的人，某种程度上，也是受伤最轻的人。

其实家人是我的"同谋"

2016 年 1 月，积极的癌症治疗已经过去一年了。我坐在客厅的沙发上，忍受新的扫描的折磨，担心脑中是否会出现新肿瘤。我的手臂又肿又软，这是乳腺癌造成的淋巴水肿，对黑色素瘤的免疫疗法加剧了这一症状。

我为什么没有早点做些什么呢？真不敢相信我从来没注意过它。

我在电脑上搜索附近的诊所，查看是否有专治淋巴水肿的理疗师。哦，附近有一家，在爱诺瓦费尔法克斯医院。我打电话给医院。接待员为我安排了 1 月 15 日的预约，就在几天后。我耐心等待那天的到来。

1 月 15 日早上，我用位智导航将车开到爱诺瓦费尔法克斯医院，然后进入停车场。这里没有空位，于是我开到顶层，把车停在架空层。我走出车门，环顾四周。

这种感觉好熟悉……

我有种奇怪的感觉：我曾来过这里，但记不清是什么时候了。

我沿着楼梯下到一楼，跟着指示来到医院，过程有点复杂，上上下下、左左右右。这些走廊，电梯，指示牌……

我之前来过这里吗？

每走一步，这种不安和神秘的感觉都变得更强烈。我到达候诊室的接待处。在模糊的记忆中，我似乎想起了这些地方，但不记得来到这里的具体情境。过了一会儿，我听到有人叫我的名字。我抬起头，看到走廊里的一个女人。

"哦,天啊,是你!"她喊道,"我以为你肯定不会再来了。"

我模糊地记得她。慢慢地,好像是来自前世的记忆,我想起了她的名字:特雷莎。当我们走进理疗室,我似乎也记得这个地方,但是记不清了。

特雷莎问我最近过得怎么样,为什么又来了。

我试着解释。我告诉她我的疾病和治疗,还有脑部的肿瘤。我告诉她,直至现在,我还是一点也不记得曾经来过这家医院。我告诉她,我认得她的脸,记得她的名字,但其他的都不记得了。

她笑了。

特雷莎说:"我们都很确定你永远不会再回来了。你上次来这里的时候,对我的建议很恼火、很不屑,我告诉工作人员我们永远都不会再看到你了。"

我感到难堪,她很快补充道:"你能再来,我真的很高兴。"

现在,记忆汹涌而出。我想起了和她争吵过,想起了我粗鲁的长篇大论,想起了我拒绝听她说话,也想起了我曾愤怒地夺门而出。

我向她一遍遍地道歉。我对自己之前的所作所为感到羞愧难当,她却安慰了我。

她和善地说:"我明白,之前也有患者不愿意做这种治疗,因为他们觉得不舒服或者很困难,他们宁愿忍着。"她看了一眼我的手臂，"让我们开始治疗吧。"

我报名了 12 个疗程的理疗，在未来两个月里，我开始严格遵照她的指示。我学会如何包扎手臂，订购我需要的特殊的淋巴水肿服装。我按她说的去做，手臂状况大大改善。一天，特蕾莎面带狡黠的微笑，告诉我说，我是她"改善最大的患者"。

在我们一起为我的康复而努力的过程中，特蕾莎和她的同事成了我的好朋友。当我最终完成疗程时，我们眼含热泪，拥抱着告别。

我现在开始回想起那段时间发生的其他事情，尽管很朦胧。我想起了那个来拜访我们的负责害虫防害的年轻人，记得当他不能告诉我他使用的化学喷雾的成分时，我是如何愤怒地解雇了他。我想起那天在街上迷路了，还尿湿了裤子。

鸡油菌成了我永远的灾难。它们曾经是我最爱的蘑菇、最爱的食物之一，是我与波兰的情感联系，是我童年的一个特殊部分。而现在，我几乎不敢大声说出这个词。听到这个词，我就会想起公园里那可怕的一天。它们会引发一种创伤性反应，不仅对我，对我的家人也是如此。后来，当我意识到那天的行为是我精神崩溃的一部分，我开始将鸡油菌和失去理智联系起来。我担心会再出现这种情况。那种恐惧每天都萦绕在我的心头。

那件事情过了差不多一年之后，当米雷克最终可以谈论这件事时，他告诉我那天早上，他和格西亚担心我在公园里步行超过 7 英里会不安全，但当我坚持说自己身体很好时，他们有充分的理由相信我。2015 年 1 月，为了切除影响我视力的脑瘤，我接受了手术。手术 6 周后，我接受了放疗，杀死了手术部位周围残留的癌细胞和两个肿瘤。第二天，米雷克和我搭乘 12 小时的航班从华盛顿特区飞往夏威夷，在那里我骑行 200 英里，参加了一场 5 公里赛跑。

长途旅行前，我问我在布莱根的放射肿瘤医生艾泽尔医生我是否可以旅行。"当然可以，玩得愉快！"他这样回答。他说的对，我们雄心勃勃地度假没有对我造成什么不好的影响。几周后，我在新英格兰（New England）①参加越野滑雪，也没有问题。我就是这样的人。2010 年，乳腺癌化疗期间，我在科罗拉多州（Colorado）海拔 14000 英尺的山上进行高山滑雪，我的光头戴着头盔，一只手臂因淋巴水肿而严重肿胀，几乎握不住滑雪杆。

有了这些个人经历，我从没想过在接受射波刀手术后休息。当我说自己足够强壮时，家人也相信我的话。我们所

---

①位于美国本土的东北部地区，包括 6 个州，由北至南分别为：缅因州、佛蒙特州、新罕布什尔州、马萨诸塞州、罗德岛州和康涅狄格州。

有人都认为：在公园散步没什么大不了的，只是散步而已。

格西亚现在说，他们都想竭力相信我会好起来，我不会死去，结果连她这位医师也选择忽视顾虑。她说："我们非常想恢复正常的秩序，回到正常的生活。"

当然，对于其他不像我们一样痴迷健身的家庭来说，那天决定在树林里激烈运动看起来可能很疯狂；但对我们来说并非如此。我坚持我们一起锻炼，完全符合我进取的个性和我在家中安排事务的角色。我并没有变成一个全新的人。事实上，恰恰相反：尽管身患癌症，接受放疗，我仍然坚持做自己。

我的孩子和夏安妮告诉我，他们后悔让我开车去找采摘鸡油菌的米雷克。他们说，本应该坚持由他们来开车。但当时的我非常愤怒，他们怕拒绝我会使紧张局面进一步升级。维特克说："我想，只要你不开到公路上，只要在几乎没有车的公园道路上开车，就不会有事。"

他说，他记得最清楚的是非常担心我令人不快的行为会成为常态。最糟糕的是，他担心那个没有爱心的我会成为我死前留给他们的最后记忆。

我们家，和许多受精神疾病折磨的家庭一样，努力适应着新常态。就像我的丈夫和孩子们在我精神受损时发现的那样，做出调整极为困难。对他们来说，认识到我的个性变化非常困难，特别是因为我还坚持认为自己很健康。其至当变化更明显时，我的家人仍然否认这种变化，因为新常态是如此令人不安。

看到他们的妈妈或妻子不能像过去那样生活，他们感到心痛。接受事情不同于以往意味着我的家庭不得不改变长期以来的运行方式，需要有人来取代我主管一切的角色。如果我在这个角色上无法发挥作用，谁会告诉我呢？他们要怎么把这个责任从我身上拿走呢？谁将取代我在家庭结构中的位置，我会在多大程度上抵抗？他们会强迫我接受吗？

在我的家庭中，没有人想让我们的幸福生活发生改变。所以我们都拒绝接受我患病的全部事实。为铁人三项训练！采摘鸡油菌！这些是我们爱做的事，因此那天我们一起去公园，好像我没有刚刚得知自己可能很快就会死去。我想有人可能辩解说运动有助于缓解压力，确实如此。但这不是那天我们出去的主要原因。我们出去是因为我们向来如此，我们不想接受任何不同。

如果爱人或同事突然摔倒并且身体一侧瘫痪，大多数人都会认出这是中风的症状，并立即拨打 911。类似这种急性症状容易辨认。像这样的急性症状很容易被发现。但行为变化更难被发现，也很难引起担忧或重视。如果症状出现得缓慢，就更是如此，比如逐渐丧失记忆或身体能力出现微

233

小变化。我们会告诉自己："妈妈只是年纪大了，当然会开始忘事。"或者："她的关节疼痛，所以待人不那么亲切友爱了。"人们很难承认人格扭曲（比如我经历的愤怒和易怒、失去自制力、缺乏同情心）可能意味着脑部出现了严重的生理问题并且需要医生的帮助。

当我在公园里变得非常愤怒时，家人感觉到事情有些异常，同时也觉得无能为力。我疲惫不堪，性情粗暴，比通常表现得更夸张，但也没有极端到会引起家人特别的警惕。他们确实要我放松下来，可是我听进去了吗？那晚，我明显表现得很吃力，无法在厨房里找到东西，但是我仍然为家人做晚饭，因为这是我的角色，我也不想放弃这一角色。

THE
NEUROSCIENTIST
WHO LOST
HER MIND

第 11 章

又活了一天

黑色素瘤幸存者午餐会

多少年来，我一直在研究脑部疾病，这是我人生中第一次认识到，精神失常是多么的可怕。我越是回想那些发疯的日子，就越害怕有一天会再次失去理智，或许疯狂不是描述我当时状态的恰当用词。毕竟，它并非正式诊断用语，而是非正式地指精神不稳定、精神错乱、愤怒和无组织的行为。相反，我认为自己经历的多种症状与一系列精神障碍有关。也就是说，我和疯狂擦肩而过。

现在，我终于恢复了。

尽管研究精神疾病已经 30 多年，我仍相信是自己经历的痛苦真正教会了我大脑如何工作，以及精神失常是多么可怕。我亲身经历了生活在一个没有意义的世界是多么可怕，那个世界里没有逻辑可言，因为过去很快就会被忘记，而未来也无法计划或预见。结果，我开始痴迷于检查自己的精神状态。我不断测试自己，看自己是否再次精神失常。我解数学题，试着记住日期，检查自己是否忘记了一些细节。我锻炼我的思维，就像做马拉松训练一样；我试着让自己更有好奇心、更爱刨根究底，也更敏锐、更有逻辑，以弥补我可能经历的损失。我这样做是因为我一直生活在恐惧中，害怕疯狂会卷土重来。

为了记住自己的经历，我写个不停。我有种与别人分享自己经历的强烈欲望。这种分享缓解了我的恐惧，或许也安慰了别人。这让我着迷。

2016 年 3 月 13 日，在我第一次被诊断为转移性黑色素瘤一年多后，《纽约时报》星期日版（*Sunday New York Times*）刊载了我的文章《失去理智的神经科学家》（*The Neuroscientist Who Lost Her Mind*），反响迅速而惊人。我收到世界各地人们发来的 200 多封电子邮件，他们感谢我如此坦诚地写下自己患精神疾病的经历，我的文章也是《纽约时报》当周收到电子邮件最多的文章之一。

许多精神疾病患者和他们的家人给我写信。在精神疾病领域工作的医生感谢我让世人注意到这一问题。NIMH 前主任托马斯·R. 因泽尔博士（Dr. Thomas R. Insel）写信给我："您对那些患有严重精神疾病而没有可见病变的患者做了一件非常重要的事情。您不仅提醒我们精神疾病就是大脑疾病，还提醒我们要充满希望。人们会恢复过来的。"

这篇文章是怎么引起这么多人共鸣的？

大脑的复杂和神秘令人着迷。我们梦想、思考、感受和行动的一切都来自大脑，而正是这一切造就了我们。我们就是我们的大脑，当我们的大脑因疾病或衰老而崩溃，我们就会丧失对我们自己和所爱的人来说最珍贵的东西：我们的人格。这是一件可怕的事情。人们渴望更多地了解思维和精神疾病，希望有一天能够明白精神疾病的发病机理，并治愈它。

2016 年 4 月，我收到一封普通的邮件。打开后，我惊讶地发现自己有了一个不可思议的、曾经难以想象的新头衔：癌症幸存者（Cancer Survivor）。2016 年 5 月 6 日，乔治城隆巴迪综合癌症中心举办了年度黑色素瘤幸存者午餐会，我是阿特金斯医生和他的团队邀请的嘉宾之一。

幸存者。我是幸存者吗？他们肯定弄错了。我还没有痊愈，顶多是处于缓解期。我这种病的预后极差，只有 4 ~ 7 个月的存活期，而我在确诊 16 个月后仍然活着，确实令人难以置信。但我全身仍遍布皮疹，也不知道身体内潜藏着多少没被检测到的、等待着发展成肿瘤的癌细胞。

但在这封正式的信件里，我意外地获得了一个最珍贵的荣誉。

"幸存者"是什么意思？具备什么条件才能加入这个特殊的俱乐部？

在活动开始前的几天里，我反复思量着这个令人惊讶的新身份，好奇它究竟意味着什么。从最基本的意义上讲，"幸存者"是指身患重病但至少目前没有死亡的人。这是个不错的标签，却并不完全令人满意。"幸存者"或许还包括所有目前没有被检测出疾病症状的人。

对我来说，这个定义似乎过于随意，过于依赖当前诊断工具的准确性。黑色素瘤细胞可以蛰伏很多年，等待时机成熟时会突然现形，攻击患者的身体。如果仅仅意味着某人的癌症在主办人发出午餐会邀请时尚不能被现有的设备检测到的话，那么"幸存者"这个词就是有问题的。

我搜索了这个词的一般定义，了解到"幸存者"指的是在经历困难或创伤后，仍然能正常行事或有用的人。这听起来更鼓舞人心，特别是最后一句，"能正常行事和有用"。

我能正常行事吗？我有用吗？那其他的参加者呢？他们的能力丧失了多少？还能正常行事或发挥作用吗？

这种想法让我沉迷，我开始反省自己的生活，反省过去的所作所为，那些好的和坏的方面。我想到那些我爱的人，尤其是那两个由我带入这个世界并抚养长大的人——格西亚和维特克。我是一个成功的人吗？我实现了什么？我是在用事业上的成功来衡量自己的人生吗？在用发表的数百篇科学演讲和文章衡量，还是用对家人的奉献来衡量？是家人陪伴我度过了生命中阴郁的寒冬。我想起天真可爱的外孙们，他们总是在门廊等待着亲爱的 Babcia 从华盛顿过来。

我也有失败的地方。我仍然对第一次婚姻的破裂心怀愧疚，后悔没有在第一任丈夫与黑色素瘤无望地战斗时陪在他身旁。我现在的状态又怎样呢？我能正常行事吗？我还有用吗？

午餐会那天下着雨，天气寒冷阴沉。我不确定要不要参加，要不要和那些素不相识而且可能处在死亡边缘的人见面。最后，我抖掉了一身的不情愿，和米雷克、维特克、夏安妮一起出发了。

乔治城大学医院的会议室里挤进了 70 多人：阿特金斯医生，其他医生和护士，约 30 位黑色素瘤患者与他们的家人和朋友。这些人中，很多我都认识，因为去肿瘤中心时见过他们，尽管我当时并不知道他们也患有黑色素瘤。如今，我们面带微笑，看起来都很健康。

幸存者的年龄从 30 多岁到 80 多岁不等，我猜大部分都是 60 多岁。几乎所有人都急于分享自己的经历：症状、诊断、治疗。他们就像从战场上死里逃生的战士，过去的情景历历在目，可以轻松地与经历过类似苦难的人讨论他们的经历，毕竟只有这些人才真正懂得彼此。

一位女士告诉我们，她 15 年前被诊断出早期黑色素瘤。不幸的是，最近几年，黑色素瘤转移到了全身各处，包括脊柱。免疫疗法挽救了她的生命，只是她现在行走不便。她的疾病属于野生型，没有像我这样产生与黑色素瘤相关的 BRAF 基因突变，因此我接受的靶向治疗对她没有效果。她讲述自己的故事时面带微笑，她的丈夫握着她的手。

一位身材高大的男人 6 年前被诊断患有晚期黑色素瘤，他是一位 70 岁上下的退休医生。肿瘤最初没有出现在他的皮肤上，而是从身体内部开始攻击，这种情况不常见但也并非没有。他笑着讲述了乔治城团队挽救了他的生命，现在他感觉很好。

一位身体健硕、年龄与前者相仿的绅士吹嘘他工作日每天喝 20 多瓶啤酒，周末喝 30 多瓶。他还讲述了他生活的南部农场上心爱的马和鸡。为了治疗晚期黑色素瘤，他尝试过种种难熬的治疗，有些不太成功，但最近的免疫疗法效果很好，尽管他又患上另一种癌症。面对种种不幸，他泰然自若，他说自己期待着策马扬鞭、畅快喝酒。

一对夫妇坐在我们桌子的另一端，他们从佛罗里达州（Florida）远道而来，妻子在他们退休后仅仅几周就被诊断出黑色素瘤。佛罗里达的医生告诉他们她很快就会死去，因为没有可行的治疗选项。后来，她发现了乔治城的免疫疗法临床试验，到目前为止治疗很成功，现在他们每隔几个月就会来隆巴迪中心，这样她就可以进行检查和扫描，然后回到佛罗里达州，在阳光下打高尔夫球。

我们观看了其他成功案例（其他幸存者）的短视频。一位40多岁的女士说，她在大腿上发现了一个大肿瘤，结果被诊断为黑色素瘤，医生说她很快就会死去。她讲述自己的故事时，她两个年幼的女儿和一个继子咯咯笑着，玩着，拥抱着她。她有点瘸，腼腆地笑着。而一位80多岁的老人的光头上长了一个可怕的大肿瘤。他说，经过免疫治疗，肿瘤消失了，就像有魔杖碰过了他的头皮。

我们和其他人交谈时，我认出了阿特金斯医生的护士布丽奇特，一年前，我参加临床试验时第一次见到了她。她夸赞我看起来很健康。

"还记得那天在阿特金斯医生办公室的情景吗？你们围着我，告诉我脑部肿瘤增加了，正压迫着我的大脑。"我问她，"情况看起来没希望了，然后你开始哭了？"

"我永远不会忘的，"她说，"很抱歉我哭了，我本应该离开办公室的。"

"不，不，"我说，"这是人之常情。奇怪的是，看到别人关心我，为我感到难过，如果我死去的话他们会伤心，这反而给了我力量。我们是社会动物，应该对别人感同身受。

表达情感没什么错，我反倒希望这种事更多地发生。"

　　我和一位幸存者的妻子做了简短的交谈。她的丈夫是一对 8 个月大的双胞胎的爷爷，经过免疫治疗后，肿瘤迅速消失了。她告诉我，她很高兴他有机会和这对双胞胎见面，享受做祖父的快乐。"他是个乐天派，"她说，"我看到他出现了严重的药物副作用。这些副作用快把他折磨死了，但他从没抱怨过。"

　　阿特金斯医生做了关于免疫疗法的简短报告，我们这些幸存者都曾接受过这种治疗。他说，免疫疗法临床试验非常成功，大部分幸存者的预期寿命都得到了延长。他补充说，只有一位参加了试验的患者死去了。

　　"几年前不会有这种午餐会的，"他说，"因为那时你们中的大部分人可能已经死了。"一些人可能会觉得他的言辞让人不快，但他说的是实话：如果没有他采用的免疫疗法，我今天肯定不会在这里，而在这里相聚的许多人也是如此。在这种神奇的新疗法出现之前，大多数晚期黑色素瘤患者都没有存活的机会。免疫疗法确实是一种神奇的疗法，不仅对于黑色素瘤如此，对于许多其他癌症也是如此。它并非适用于所有人，除了一些最幸运的患者外，它也可能不会一直有效；但它确实有效。我们这些晚期黑色素瘤的幸存者就是活生生的证明。

阿特金斯医生讲完后，我们有许多问题要问，当然大部分都关于我们自身的命运。我们怎样才能确保这种疾病不会复发？"没有保证。你们需要经常过来检查。"他说。

由于黑色素瘤存在遗传性，我们能做些什么来保护我们的孩子呢？"目前我们无能为力，除了让孩子们远离太阳，一直涂防晒霜。"他建议道。积极的态度和强烈的求生意志会影响存活率吗？"有可能，"阿特金斯医生说，"这些肯定没害处。有关意志对存活率的影响，我们了解的还不多。"那些没能幸运地加入临床试验的黑色素瘤患者该如何承担昂贵的免疫疗法药物？"我们目前对此还没有答案，"他说，"很明显取决于他们买的保险。"患者如何应对这种治疗有时甚至危及生命的毒副作用？"我们正努力应用其他医学领域的专业知识来处理副作用，但有时这种帮助是不够的。"他说。

一位摄影师为我们所有人与阿特金斯医生和他的医疗团队拍照，看起来像是毕业照。我们活了下来。我们仍然能正常行事或发挥作用。我们是真正的幸存者。

左眼失明后，登上华盛顿山

2016 年 5 月末，几次扫描显示没有出现新肿瘤，于是我停止了服用曲美替尼。这既是巨大的解脱，也让人惴惴不安。

我一直忍受的可怕皮疹几乎立即消失了，我感觉好多了。但停止服药后，我的脑中会发生怎样的变化？肿瘤会卷土重来吗？阿特金斯医生似乎确信我体内的黑色素瘤细胞已经被打败，并且像他所说，"已经停止了播种"，也就是不再通过血液扩散到身体其他部位。听到我的癌症可能已经被根除，我感到安心，但停止服药，我感觉自己像是在没穿救生衣的情况下进行激流皮划艇比赛。

2016 年 7 月末，停止治疗几个月后，我的脑中出现了一个新肿瘤。它位于控制自主运动的小脑，它很小，没有引起任何症状。几周后，我们用射波刀将它切除了。

经过 2016 年的夏天，我慢慢变回以前的自己。跑步、游泳、骑自行车，和米雷克一起去拜访我的家人。能够主动去拜访是个可喜的变化，这令我们感到振奋，我不再是那个他们想尽量多见一面的病重亲人，因为他们不知道每次见面是否会是最后一次。

尽管现在没有了肿瘤，但另一场灾难正在我的脑中酝酿：脑组织坏死，这是放疗迟来的后果，并且可能致命。当放疗后脑瘤部位形成坏死组织，而周围组织不能愈合时，就会发生坏死。现在，这种情况在癌症患者中比之前更为普遍，因为 SRS 和射波刀技术与免疫疗法的结合使用越来越多。两种方法协同工作，在消灭肿瘤的同时，也会摧毁周围的健康组织。

脑组织坏死的症状可能直到放疗一年或更久后才会出现。自从我接受一系列肿瘤放疗以来，已经过了 14 个月。从某种程度上讲，到 2016 年 8 月末，我的额叶最大肿瘤的位置已经到了开始出现问题的时间。

当我准备与玛丽亚去新罕布什尔州（New Hampshire）的怀特山脉（White Mountains）徒步旅行时，我注意到左眼视野顶部出现了一个盲点。起初，我没有太注意。我想可能是轻微的白内障，并试图将其抛之脑后。几天后，我左眼的视力迅速恶化，好像有一层帘幕从上到下遮住了我的眼睛。日复一日，视力变得越来越差。

我的医生给我的大脑和眼球做了紧急磁共振成像。扫描结果确认了我们的怀疑：问题不在眼睛本身，而在视神经上。额叶肿瘤放疗产生的后遗症，非常接近并破坏了我左侧的视神经。我被诊断出患有不可逆转的视神经病变，左眼完全失明。这种情况没有治疗方法，我只能学习如何用一只眼睛生活。

两天后，我乘飞机到波士顿，见了我的妹妹。我们准备进行 3 天的徒步旅行。最后时刻，我决定在 REI①买登山杖，以防出现平衡问题。这对登山杖极为轻便舒适，结果成了我在这趟困难重重的行程中的救星。我们沿着崎岖陡峭的华盛

①美国户外用品连锁店。

顿山（Mount Washington）攀爬。我的左眼瞎了，没有了深度知觉。跋涉开始时，我很难估计坡度，结果频频摔跤。我们艰难地爬山，下坡更难。我走得跌跌撞撞，但很快我就适应了。我们成功按照预定线路穿越山脉，完成了3天的徒步旅行，一路兴高采烈。

回到弗吉尼亚州的家后，我必须重新学习很多东西。学习如何不在跑步时跌倒——有很多次，我跑步回来时，膝盖和手掌上都是血；学习如何骑自行车——我在自行车上加了一个侧镜，以便不会撞到左侧的物体；学习如何在我失去平衡的世界里打字和阅读；学习如何开车——变道前我的头会偏转得太厉害，米雷克嘲笑我像一只猫头鹰。我还学会了如何在没有深度知觉的情况下滑雪。我把自己的滑雪等级从专家级的双黑道（Double-diamond runs）降为单黑道（Single-diamond trail）。幸运的是，游泳很容易。除了水，不会碰到其他东西，只需沿着泳池底部的线去游就行。

没有终点的铁人竞赛

我的记忆开始慢慢恢复，特别是在2016年春天，我开始写这本书的时候。当我回想这两个月的旅程，试图拼凑起过去的经历时，我能抓住一些片段，常常能回想起整段情节。

当我向家人提问，试图填补记忆的空白时，他们通常不想谈论这些。大部分情况下，他们说想不起来了，我想他们是在说实话。回忆那些事对他们来说太痛苦了，就好像他们不想复活那个刻薄的我，不想让那个我成为他们对我的最后记忆。

2017 年春天，格西亚问塞巴斯蒂安是否记得我对他很刻薄的那次。现在离那件事发生已经过去两年了，塞巴斯蒂安已经 10 岁了。他长成了一个瘦高的孩子，特别擅长跑步。他说不知道他妈妈在说什么，他已经完全不记得那件事了。

事实上，回想这些往事的画面也让我难过。想到我在第一次理疗预约时对待特雷莎的方式，我就感到难堪，虽然当时我控制不了自己，而她也立刻原谅了我。我对自己对待塞巴斯蒂安、格西亚和维特克的方式感到厌恶，尤其是对待米雷克的方式。我的脑海中仍然有阴影，害怕自己会再一次突然毫无征兆地爆发，成为一个人人都想避开的野蛮人。我担心无法控制自己的行为，担心我的身体中潜伏着太多不确定性，这些担忧挥之不去，成了我的一部分。

现在离观看妮娜·西蒙的纪录片和超市的盛大开业已经很久了，但想到那些灯光、噪音、吵闹的音乐和无常的生死，我仍会为之颤抖。在观看那场令人动情的电影时，死亡的想法饿虎般向我扑来。在我的痛苦经历中，我从未害怕死亡，只觉得它像长久的睡眠，而且没有噩梦的困扰。没有欢乐，什么都没有。但是，回首过去，我惊奇地发现，在这么多次濒临死亡的经历中，我都保持了平静和镇定。

我确信，事实上，我常常意识不到正发生在我身上的事情，而我确信这其实是一种保护性的遗忘。但在我偶尔想到自己可能很快就会死去的时候，我知道自己已经度过了完满的一生，这给了我力量与平和。现在像之前一样，我对生活的激情和对死亡的淡定交织在一起。

我仍然为自己的精神状态担忧。我的大脑永远不会再像之前那样了。它遭受了肿瘤的伤害、辐射的穿透和药物的侵袭，伤痕累累。由于大脑不同了，我也不再是生病前的那个我了。但奇怪的是，我感觉自己完全没变，或许我的大脑已经重塑了受损的连接，或以某种方式重新调整了它们的路径，从而恢复了原来的结构和功能。或许我只是没有看到自己的变化，在这个新常态中，在我所接受的新自我中。我的家人认为真相可能介于两者之间，但我们永远都不会知道情况究竟是怎样的。

至少从某个方面看，我与之前不同了：更能体味生活。比之前更努力地探寻日常生活中的意义。看着风中摇摆的树，院子里树丛中探出的花，我会想：世界如此美丽，活着真幸福。

在可预见的未来，或者只要我还活着，就会有更多的脑部扫描、更多的检查、更多等待结果时的忐忑不安。在更多的治疗之后，或许会出现意想不到的、不好的结果。

我的对手特别邪恶乖张，它是一种极难战胜的疾病，感觉就像参加一场铁人竞赛，除了需要最新的科学成就，还需要铁一般的意志、身体和精神。在这场比赛中，我不是在奔向终点，因为没有终点，也没有要去赢得的奖牌或奖杯，没有赞美，没有欢呼。只有深深的满足：又活了一天，又和我所爱的人共度了一天。

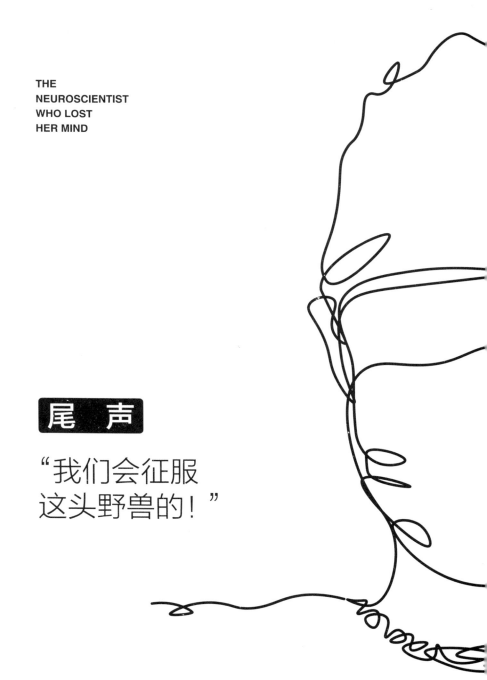

THE
NEUROSCIENTIST
WHO LOST
HER MIND

尾 声

"我们会征服
这头野兽的！"

为了把精力集中在治疗、家庭和工作方面，我决定不再
参加任何比赛，至少近期是这样。但在 2016 年 12 月，家
人决定报名参加在康涅狄格州（Connecticut）的米德尔伯里
（Middlebury）举行的"夸西铁人三项"比赛，这场比赛被
称作"东北的野兽"（The Beast of the Northeast）。比赛每年
6 月举行，是一场极为艰难的比赛：全长 70.3 英里，是半场
铁人三项的长度，包括山地骑车、跑步和在寒冷的湖中游泳
1.2 英里。我们之前从没有尝试过这么难的比赛。

一开始，我不愿意为比赛做计划。我不知道说我能参加
体育比赛是不是在开玩笑。如果接下来的几个月出现新肿瘤
怎么办？如果脑部又肿胀了怎么办？我怎么确定到 6 月时自
己的健康状况能好到可以参加比赛，或者我还活着？但我没
有把这些担心告诉任何人。家人都对我们（尤其是我）能够
重回几天后的比赛感到异常兴奋，我退让了，开始训练。

　　我知道自己不能像 2015 年 1 月发现脑瘤之前计划的那样，单独完成整场铁人三项比赛。我不再有那么多体力或耐力。因此，我们决定 3 个人组队完成比赛，每人完成一项：米雷克骑自行车，杰克跑步，我游泳。我的外孙卢西恩和塞巴斯蒂安兴奋地参加儿童铁人三项，格西亚自己完成夸西半程铁人三项。

　　2016 年冬天，我都在为比赛训练。每周在附近的泳池游泳四次，每周有几天，我也会骑室内自行车和跑步，这样训练是为了提升体能，增加整体力量，以及尝试恢复生病前的身材。恢复以前的身材比我想象的更难。尽管生病期间我仍然坚持运动，几乎每天都会散步很长时间，也经常跑步，但我的肌肉依然很弱。我的身体已经不再像过去那样了。我没有了以前的灵活性和平衡感，由于只有一只眼睛能看到，我的视力也很差。因为看不清楚，所以我很容易迷路，不仅在新环境中，在我家后面的熟悉小路上也是一样，那里的地面高低不平，伸出来的藤蔓常常把我绊倒。

　　尽管心存疑虑，几个月来我仍然坚持每天锻炼。我喜欢系上运动鞋的鞋带，在清冷的早晨跑出去，那时阳光刚刚开始穿过树林，鸟儿正欢快地吟唱。春天到来时，打开前门，一股醉人的丁香芳香扑面而来。每天，我都会增加距离，提高速度。晨跑回来后，虽然身体疼痛疲惫，我却满怀喜悦，一边大口喝着热咖啡，一边吃杏仁面包，这是我的奖励。

在泳池中，我喜欢戴上护目镜，潜到深水中游泳。手臂在丝滑的水中划过，肺部敞开着吸气，身体有节奏地奋力向前游动。日复一日，我游得越来越轻松顺畅，几乎毫不费力。虽然游得不像之前那么快了，但水抚过身体的快感和游泳的成就感还像之前一样。

突然之间，问题又来了。

2017 年 5 月的一个下午，距离比赛还有两周，我正坐在 NIMH 的办公室里，这时我的左腿开始不受控制地抽搐。我试着让它不动，却做不到。尽管只持续了大概 30 秒，我却感到很害怕。我知道这意味着什么：这是疾病的一次小发作。我立即去做了磁共振成像，结果显示我的右侧运动皮层（控制左腿和左臂的运动）出现了一个微小但令人不安的凹坑。这个区域两年前接受过放疗，现在变成了坏死组织，死细胞和碎片正危害着健康的脑细胞。这就是我左腿抽搐的原因。

坏死是放疗的一个副作用，这不是好事。我的大脑没有痊愈。我的第一反应是必须取消比赛，以便集中精力治疗我的大脑。

针对坏死导致的脑部发炎和肿胀，阿特金斯医生又开了类固醇。他也解释了治愈受伤脑组织的长期计划。每三周，我会通过静脉注射一种名为阿瓦斯丁（Avastin）的药物，这种药物最初是为治疗实体肿瘤而开发的，原理是阻断肿瘤的血液供应从而使其停止增长。我没有新肿瘤，但阿特金斯医生希望，阿瓦斯丁能使我脑部出血的血管愈合，阻止受伤组织水肿和发炎。他补充说，没人知道这是否会有效。阿瓦斯丁只是偶尔用于治疗放疗造成的伤害，就像我这种情况，治疗效果还不清楚。不过他告诉我们，没有其他可以尝试的治疗方案了，因此我们只能祈求好运。

当我提到即将到来的夸西铁人三项时，阿特金斯医生说不希望我在湖里游泳。他反问道："如果你在水中发作了怎么办？"

我权衡利弊，几天后，我决定不取消比赛。我会游完 1.2 英里。我给比赛组织者打电话，请求他们帮忙安排一位领泳人员，在我旁边游，确保我的安全。一位参与铁人三项后勤工作的志愿者丹尼尔·德·沃约斯（Daniel De Hoyos）给我打电话，提出和我一起游。"这是我的荣幸，"他说，"我读了您在《纽约时报》上发表的文章。您的经历真是非凡。"维特克也想帮忙，提出在比赛前一天和我一起沿着比赛路线试游。

比赛安排在 6 月 4 日星期日举行，这天也是格西亚的生日。根据天气预报，当天的天气糟糕。6 月 3 日，星期六，米雷克和我驱车向北，从弗吉尼亚州前往康涅狄格州。乌云滚滚，细雨蒙蒙，天越来越冷。当天下午，我们到达康涅狄格州的沃特伯里（Waterbury），住进汉普顿酒店（Hampton Inn）。米雷克和我都担心明天天气可能带来的危险：湿滑的山路、可能刺激我发病的冰冷湖水、我们每个人都必须忍受的长距离和重大身体挑战，但我们还是义无反顾地出发了。

当天下午，我们沿着铁人三项路线进行训练，以锻炼我们的力量。我们开车到附近的夸西游乐园。格西亚在那里和我们会面，她和米雷克很快骑车消失在山中了。维特克刚从匹兹堡过来。在儿子的陪伴下，我跳入水中。

我穿着长袖的潜水服。水没有那么冷！倒是有点香甜。湖面泛着微波，倒映着远处翠绿的森林和巍峨的群山。我和维特克平稳有序地游了几百码，身心愉悦。当米雷克和格西亚骑车回来时，他们说情况有点不妙，山路崎岖陡峭，下雨造成路面湿滑，但至少他们知道了明天可能出现的情况。

当天晚上，米雷克和我仍担心我们的命运，辗转反侧，无法入睡。早上 4:30，楼上和大厅里传来其他夸西参赛选手的声音，我们也起床做准备。吃了简单的早餐，我们开车去湖边，到达时太阳刚升起。我们在已经变得拥挤的湖边停车处找到了一个好位置。

昨晚的雨已经停了，早晨寒冷而安静。第一缕阳光穿云而出，给湖面洒上了一层金色光芒。水面看起来像是蜂蜜，平静，波澜不惊，在晨光中闪闪发亮。我们拿起装备，朝比赛位置走去。游泳是比赛的第一段赛程，然后是骑自行车，最后是跑步。米雷克在等待我从水里出来的地点最后一次给自行车胎打气。我再次检查了从小沙滩到转换区的那段 200 码的路线，我会在那里把记录每队用时的计时芯片交给米雷克，然后我们会吻别。我又沿着线路走了好几趟，以确保从湖边冲刺到米雷克这里时不会迷路。

我从沙滩上聚集的数百位参赛选手中，发现了正在等我的丹尼尔·德·沃约斯。他身材高大，体格健壮，他友好的力量给了我信心。我看到了身穿黑色潜水服的格西亚！我们看起来像这个小沙滩上的一群海豹。我特别显眼，因为戴着特别的红帽子，这种帽子是专门给游泳过程中可能出现危险的人戴的。但能成为他们中的一员，我感到自豪。我被安排在倒数第二拨比赛选手中。格西亚在最后一组游泳者中，将在我游泳后 5 分钟下水。

我正准备潜入水中，听到有人拿着扩音器喊："芭芭拉·利普斯卡，一位多次罹患癌症的幸存者，现在开始游了！"我的脑中突然闪过一个念头：肯定是杰克的主意，这种宣传噱头！比赛开始前两周，杰克为《华尔街日报》（*The Wall Street Journal*）写了一篇关于我们这支不寻常团队的文章，

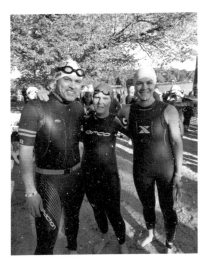

图 尾声-1　我与丹尼尔·德·沃约斯和格西亚一起等待"夸西铁人三项"比赛开始

《相比于脊髓灰质炎，铁人三项很容易》（*A Triathlon Is Easy Next to Polio*）。这篇文章是对米雷克、我和我们家的美好致敬。（比赛后，我才知道大声宣传是丹尼尔的主意！）

　　我跳入水中时，人们在为我欢呼！随后我就只能听到水花飞溅的声音、手臂划开水的声音和踢腿声。我努力不让丹尼尔离开我的视线，他就在我前面游着，强壮的身躯上用绳子系着一个红色救生浮标。能够如此轻松地跟着他，在他的陪伴下安全地游泳，感觉真好。

　　在标志着游泳者第一个转弯处的巨大橙色浮标那里，格西亚出现在我旁边。虽然我比她开始得早，但她已经超过我了，她喊着："妈妈，你还好吗？"

"当然！"我大声喊着，继续游泳。

跟着丹尼尔游泳，我感觉越来越好，身体轻松，很高兴正在参加一场真正的比赛。我花了 50 分钟游完 1.2 英里。当我们到达浅水区时，丹尼尔和我站起来拥抱彼此，沙滩上的一小群人再次为我们欢呼呐喊。

我用最快的速度向米雷克跑去。他亲吻了我，拿上了我们的计时芯片，然后拥抱并感谢了丹尼尔。

"生活是场团队运动！"米雷克满怀喜悦地说。当他准备骑车离开时，转身向我们喊道："亲爱的，记住，我们会征服这头野兽的！"

✚ ·········· **致　谢**

感谢我的家人，在我最困难的时候，一直不离不弃，给我关爱，特别是我的丈夫米雷克·戈尔斯基（Mirek Gorski）。感谢我的孩子们，格西亚·利普斯卡（Kasia Lipska）和维特克·利普斯卡（Witek Lipski），谢谢你们一直以来的关爱和陪伴。感谢我的妹妹玛丽亚·切尔明斯卡（Maria Czerminska），她为寻找挽救我生命的最佳方案全力以赴。

感谢我孩子们的爱人杰克·哈尔佩恩（Jake Halpern）和夏安妮·诺布尔（Cheyenne Noble），感谢我的妹夫雷沙德·切尔明斯基（Ryszard Czerminski），谢谢你坚定的支持。还要再次感谢你，杰克，感谢你鼓励并帮助我写了那篇《纽约时报》专栏文章，没有那篇文章，就不会有这本书，感谢你把我介绍给我的联合作者伊莱恩·麦卡德尔（Elaine McArdle），她现在成了我的好朋友。

同样感谢阿加塔·凯特瑞克（Agata Keterick）和贾森·凯特瑞克（Jason Keterick）以及简·切尔明斯基（Jan Czerminski），感谢你们为我的幸存默默祝福。我还要感谢亲人德马尔·哈尔佩恩（Tamar Halpern）和保罗·佐底侯克（Paul Zuydhoek），感谢你们在我最需要你们的时候帮助我，感谢史蒂文·哈尔佩恩（Steven Halpern）和贝蒂·斯坦顿（Betty Stanton），感谢你们的善良和支持。最后但同样重要的，感谢我聪明的外孙卢西恩和塞巴斯蒂安，你们让我在最黑暗的日子里坚持下去。

我要向治疗和照顾过我的医生们表示感谢：为我们服务近30年的出色的家庭医生尤金·施默尔亨医生（Dr. Eugene Shmorhun）；华盛顿特区乔治城隆巴迪综合癌症中心的迈克尔·阿特金斯医生（Dr. Michael Atkins）和他的团队，特别是凯莉·加德纳（Kellie Gardner）；波士顿丹娜 - 法伯癌症研究所的团队，特别是黑色素瘤中心和免疫肿瘤学中心主任斯蒂芬·霍迪医生（Dr. Stephen Hodi）；我在波士顿布莱根妇女医院的神经外科医生伊恩·邓恩医生（Dr. Ian Dunn）；特别是出色的放射肿瘤医生阿亚尔·A. 艾泽尔医生（Dr. Ayal A. Aizer）。

还要感谢我出色的理疗师特雷莎·贝尔（Theresa Bell）。

特别感谢我的朋友乔治·杰斯克医生（Dr. George E. Jaskiw）审核这本书。感谢其他几位医生帮我处理本书的许多部分，包括布拉德福德·迪克森（Bradford C. Dickerson）、埃丽卡·施韦格勒（Erica Swegler）、贾森·卡拉维（Jason Karlawish）、埃里克·丰博纳（Éric Fombonne）和温德尔·帕尔（Wendell Pahls）。我们还感谢额颞叶退化协会（Association for Frontotemporal Degeneration）执行董事苏珊·狄金森（Susan L.-J.Dickinson）和美国运动障碍基金会（Dyspraxia Foundation USA）的沃伦·弗里德（Warren Fried）的帮助。

我还非常感谢美国国家精神卫生研究所院内研究项目部（Division of Intramural Research Programs）的同事们对我和我的康复的信任，感谢 NIMH 人脑采集中心（Human Brain Collection Core）的同事和朋友们。特别感谢 NIMH 科学主任苏珊·阿玛拉（Susan Amara）博士，NIMH 临床研究主任马里兰·包（Maryland Pao）和 NIMH 行政主任格温德琳·新光（Gwendolyn Shinko）。

我的联合作者和我想感谢丽奥拉·赫尔曼（Leora Herrmann）的鼓励，特别感谢杰克·麦圭尔（Jack McGrail）不懈的关爱和支持。

我们想感谢阿维塔斯创意管理公司（Aevitas Creative

Management）的代理人埃斯蒙德·哈姆斯沃思（Esmond Harmsworth）和纳恩·桑顿（Nan Thornton），感谢你们的指导、支持和幽默。

感谢我们出色的编辑亚历克斯·利特菲尔德（Alex Litlefeld）从始至终对这个项目充满信心，还要感谢哈考特出版公司（Houghton Mifflin Harcourt）的皮拉尔·加西亚-布朗（Pilar Garcia-Brown）和所有人。

Prologue

1　*experiences a mental illness:* Z. Steel et al., "The Global Prevalence of Common Mental Disorders: A Systematic Review and Meta-Analysis, 1980–2013," *International Journal of Epidemiology* 43, no. 2 (April 2014): 476–93, https://www.ncbi.nlm.nih.gov/pubmed/24648481.

2　*forty-four million adults each year:* National Institute of Mental Health, https://www.nimh.nih.gov/health/statistics/prevalence/any-mental-illness-ami-among-us-adults.shtml.

27 percent of adults: World Health Organization, http://www.euro.who.int/en/health-topics/noncommunicable-diseases/mental-health/data-and-statistics.

homeless and incarcerated people suffer from mental illness: https://www.nami.org/Learn-More/Mental-Health-By-the-Numbers.

$1 trillion each year: https://www.usnews.com/news/best-countries/articles/2016-04-12/who-makes-economic-argument-for-mental-health-treatment.

$193.2 billion in the United States: https://www.nimh.nih.gov/news/sci
ence-news/2008/mental-disorders-cost-society-billions-in-unearned-
income.shtml.

who die each year by suicide: World Health Organization, http://www
.who.int/mental_health/prevention/suicide/suicideprevent/en/.

suffer from mental illness: https://www.nami.org/Learn-More/Mental-
Health-Conditions/Related-Conditions/Suicide.

$201 billion in 2013: https://www.washingtonpost.com/news/to-your-
health/wp/2016/05/19/guess-what-medical-condition-is-the-costliest-
its-not-heart-disease-cancer-or-diabetes/?utm_term=.bbe1149ca97c.

1. The Rat's Revenge

1 major regions of the human brain: http://www.bic.mni.mcgill.ca/Servic
esAtlases/ICBM152NLin2009; https://surfer.nmr.mgh.harvard.edu/
fswiki/FreeSurferMethodsCitation.

2 three million in the United States: https://www.nimh.nih.gov/health/sta
tistics/prevalence/schizophrenia.shtml.

3 performed worldwide: Gordon M. Shepherd, Creating Modern Neuro-
science: The Revolutionary 1950s (New York: Oxford University Press,
2010).

4 1993 in Neuropsychopharmacology: Barbara K. Lipska, George E. Jaskiw,
and Daniel R. Weinberger, "Postpubertal Emergence of Hyperrespon-
siveness to Stress and to Amphetamine After Neonatal Excitotoxic Hip-
pocampal Damage: A Potential Animal Model of Schizophrenia," Neuro-
psychopharmacology 9 (1993): 67–75, doi:10.1038/npp.1993.44.

developing novel antipsychotic treatments: "Rat or Mouse Exhibiting
Behaviors Associated with Human Schizophrenia," U.S. patent no.
5,549,884, issued August 27, 1996, by the United States Patent and Trade-
mark Office.

2. The Vanishing Hand

three or more tumors: https://www.aimatmelanoma.org/stages-of-mel
anoma/brain-metastases/.

3. Into My Brain

1 diagnosed in about 130,000 people each year: https://www.aimatmela
noma.org/about-melanoma/melanoma-stats-facts-and-figures/.

2 CA209-218: Expanded Access Program with Nivolumab in Combi-
nation with Ipilimumab in Patients with Tumors Unable to Be Re-
moved by Surgery or Metastatic Melanoma, ClinicalTrials.gov identi-

fier NCT02186249, https://clinicaltrials.gov/ct2/show/NCT02186249?
term=CA209-218&rank=1.

4. Derailed

suddenly went off: "Phineas Gage: Neuroscience's Most Famous Pa-
tient," Smithsonian.com, http://www.smithsonianmag.com/history/
phineas-gage-neurosciences-most-famous-patient-11390067/.

5. Poisoned

1   *midline of the brain:* Michele L. Ries et al., "Anosognosia in Mild Cogni-
tive Impairment: Relationship to Activation of Cortical Midline Struc-
tures Involved in Self-Appraisal," *Journal of the International Neuropsy-
chology Society* 13, no. 3 (May 2007): 450–61.
damage to the right hemisphere: Mental Illness Policy, https://mentalill
nesspolicy.org/medical/anosognosia-studies.html.
accept their diagnoses: Ibid.
very resistant to psychiatric treatment: Rachel Aviv, "God Knows Where I
Am," *New Yorker,* May 30, 2011.
participate in behavioral therapies: C. Arango and X. Amador, "Lessons
Learned About Poor Insight," *Schizophrenia Bulletin* 37, no. 1 (January 1,
2011): 27–28.

2   *frontotemporal dementia:* Nadene Dermody et al., "Uncovering the Neu-
ral Bases of Cognitive and Affective Empathy Deficits in Alzheimer's
Disease and the Behavioral-Variant of Frontotemporal Dementia,"
Journal of Alzheimer's Disease 53, no. 3 (2016): 801–16.
60 to 80 percent of all dementia cases: 2015 Alzheimer's Disease Facts and
Figures, Alzheimer's Association, https://www.alz.org/facts/downloads/
facts_figures_2015.pdf.
diagnosed each year: World Health Organization, http://www.who.int/
mediacentre/factsheets/fs362/en/.
forty-five to sixty-four years old: Association for Frontotemporal Degen-
eration, https://www.theaftd.org/understandingftd/ftd-overview.

3   *typically lack empathy:* Dermody et al., "Uncovering the Neural Bases."
criterion for FTD: K. P. Rankin et al., "Self-Awareness and Personality
Change in Dementia," *Journal of Neurology, Neurosurgery, and Psychia-
try* 76, no. 5 (2005): 632–39, http://jnnp.bmj.com/content/76/5/632.short.

6. Lost

developmental topographical disorientation (DTD): G. Iaria et al., "De-
velopmental Topographical Disorientation and Decreased Hippocam-

pal Functional Connectivity," *Hippocampus* 24, no. 11 (November 2014): 1364–74, doi: 10.1002/hipo.22317.

9. What Happened, Miss Simone?

1 *urinary incontinence:* Ryuji Sakakibara et al., "Urinary Function in Elderly People with and Without Leukoaraiosis: Relation to Cognitive and Gait Function," *Journal of Neurology, Neurosurgery, and Psychiatry* 67 (1999): 658–60.

2 *their healthy siblings:* T. M. Hyde et al., "Enuresis as a Premorbid Developmental Marker of Schizophrenia," *Brain* 131 (September 2008): 2489–98, doi: 10.1093/brain/awn167.

3 *"not what happened at all":* T. Rees Shapiro, "Harvard-Stanford Admission Hoax Becomes International Scandal," *Washington Post*, June 19, 2015.

10. The Light Gets In

BRAIN initiative: https://www.braininitiative.nih.gov/.

11. Survivor

"Neuroscientist Who Lost Her Mind": Barbara K. Lipska, "The Neuroscientist Who Lost Her Mind," *New York Times,* March 12, 2016, https://www.nytimes.com/2016/03/13/opinion/sunday/the-neuroscientist-who-lost-her-mind.html.

Epilogue

"Soviets and Polio": Jake Halpern, "A Triathlon Is Easy Next to Soviets and Polio," *Wall Street Journal,* May 22, 2017, https://www.wsj.com/articles/a-triathlon-is-easy-next-to-soviets-and-polio-1495492959.

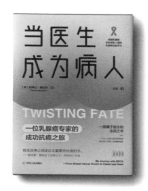

[美]帕梅拉·蒙斯特 ◎著　刘莹 ◎译

定价：59.80 元

《众病之王：癌症传》作者悉达多·穆克吉鼎力推荐
美国乳腺癌研究领军人物的乳腺癌治愈手记

实用且个性化的乳腺癌应对指南，关于勇气和现代医学的感人故事。

本书出自一位以研究乳腺癌为毕生职业，也亲身经历了乳腺癌的医生之手，结合了作者的亲身经历和最新研究成果，希望帮助到更多乳腺癌患者和他们的亲人。

当医生成为病人，她才真正理解了病人们的痛苦与希望；当医生恢复健康，她决定消除全社会对疾病的恐惧和误解。

从医生到病人，从基因到环境，从预防到诊断，从治疗到康复。顶级乳腺癌医生深情讲述关于乳腺癌的一切。

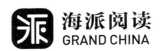

READING YOUR LIFE

×

人与知识的美好链接

近20年来，中资海派陪伴数百万读者在阅读中收获更好的事业、更多的财富、更美满的生活和更和谐的人际关系，拓展他们的视界，见证他们的成长和进步。

现在，我们可以通过电子书、有声书、视频解读和线上线下读书会等更多方式，给你提供更周到的阅读服务。

微信搜一搜

Q 海派阅读

关注**海派阅读**，随时了解更多更全的图书及活动资讯，获取更多优惠惊喜。还可以把你的阅读需求和建议告诉我们，认识更多志同道合的书友。让海派君陪你，在阅读中一起成长。

也可以通过以下方式与我们取得联系：

采购热线：18926056206 / 18926056062

服务热线：0755-25970306

投稿请至：szmiss@126.com

新浪微博：中资海派图书

更多精彩请访问中资海派官网　www.hpbook.com.cn ›